企业员工身心健康读本

主编　高小杰

顾问　马丽华

参编　马亚娜　王　华　孔　珺　邱　莲

　　　陈长春　余佳芫　张凌燕　赵红莲

　　　郭　慧　董琳丽

中国铁道出版社
CHINA RAILWAY PUBLISHING HOUSE

图书在版编目(CIP)数据

企业员工身心健康读本/高小杰主编. —北京：
中国铁道出版社，2018.12
ISBN 978-7-113-25281-6

Ⅰ. ①企… Ⅱ. ①高… Ⅲ. ①职工-心理健康-
健康教育-通俗读物 Ⅳ. ①R395.6-49

中国版本图书馆 CIP 数据核字(2018)第 280116 号

书　　名：**企业员工身心健康读本**
作　　者：高小杰　主编

策　　划：李小军　　　　　　　　　　读者热线：(010) 63550836
责任编辑：田银香
封面设计：刘　颖
责任校对：张玉华
责任印制：郭向伟

出版发行：中国铁道出版社 (100054，北京市西城区右安门西街 8 号)
网　　址：http://www.tdpress.com/51eds/
印　　刷：中煤（北京）印务有限公司
版　　次：2018 年 12 月第 1 版　　2018 年 12 月第 1 次印刷
开　　本：710 mm×1000 mm　1/16　印张：11.25　字数：186 千
书　　号：ISBN 978-7-113-25281-6
定　　价：45.00 元

前　　言

在中车株洲电力机车研究所有限公司"责任·成事"文化旗帜的引领下，株洲中车时代电气股份有限公司于 2018 年 10 月 30 日正式开启"积极组织文化建设"元年，通过宣贯积极理念、培育积极心态、倡导积极学习、鼓励积极行动、共建积极组织，借助文化的力量，推动公司把握新时代，实现新发展。

"奔奔能量站"作为"积极组织文化建设"的工作平台，以 EAP（员工支持计划）为主要特征，以培育积极心态为工作目标，以汇聚自信、乐观、踏实、坚韧、敬业、友善的积极能量为工作路径，实现企业与员工的共同成长与健康发展。继开通 24 小时奔奔能量心热线 400－003－5880 之后，"奔奔能量站"在此隆重推出第一部《企业员工身心健康读本》，为员工开启新一轮能量补充之路。

EAP（Employee Assistance Program）是组织为员工设置的一套系统的、长期的心理服务项目，通过专业人员对组织的诊断、建议和员工及其直属亲人提供的专业指导、培训和咨询，帮助改善组织的环境和氛围，解决员工及其家庭成员的各种心理和行为问题，使得员工的心理资本得以开发和增值，从而提高其工作绩效和幸福感。

本书针对企业员工在工作、生活中面对的各种压力及心理困惑，以漫画人物"奔奔"的口吻，运用"奔奔讲故事＋奔奔荐阅读＋你来问，奔奔答＋和奔奔一起玩心理测试与训练"的结构编写。其内容主要介绍了企业员工的工作适应性、安全生产、身心健康、婚恋家庭、亲子关系、人际关系等方面出现的心理问题，并给予保持心理健康的建议，旨在为员工疏通心理困惑，使其生理心理与社会、家庭处于相互协调的和谐状态，能够快乐工作。

本书编排方式新颖，由员工经历的故事引出心理学知识，这种心理调适方法易于读者接受，可读性较强；内容讲解配以漫画，图文并茂、形象生动，增强了趣味性；各节附有丰富的心理测试和训练题，具有较强的实用性和可操作性。工作和生活中，每个人免不了遇到心烦事，难免有心情郁闷的时候，也可能遇到突发事情，本书能帮助解开心结，驱散烦恼，走出阴影，沐浴阳光，适合各阶层、各行业人员阅读、参考。

　　本书由株洲中车时代电气股份有限公司 EAP 团队核心成员集体编写，高小杰任主编，由心理咨询专家、立心心理团队总督导马丽华任顾问。参加编写的有马亚娜、王华、孔珺、邱莲、陈长春、余佳芫、张凌燕、赵红莲、郭慧、董琳丽。

奔奔能量站，

为快乐的你加油，

为幸福的你加油，

为积极的你，不断加油！

在积极组织文化建设的路上，

我们，

传播每一个快乐幸福的理念，

关注每一位员工的身心健康，

汇聚每一份团队的积极能量，

自助互助，

迈向属于我们的积极"心时代"。

编　者

2018 年 10 月

目　　录

王晶中学时成绩一贯不错，然而，高考失利，只能选择上高职院校。一直耿耿于怀自己的高考际遇，从读高职到参加工作，总是独来独往，后来被同事认为清高、不合群。每天处在身心煎熬之中，身体出现了很多问题……

工作还不到两年的肖峰仗着业务能力强，工作水平高，做事总是图快，不做安全措施。结果，违规进行带电作业……

前阵子，妻子因为家庭琐事闹矛盾后回了娘家。调车司机杨刚碍于面子不肯认错接妻子回家，自己又心情郁闷，经常借酒消愁。一天晚上喝了半瓶老白干后，摇摇晃晃抄近道回家，穿越铁路线路时……

陆晓晴跟前夫办理了离婚手续，却对外刻意隐瞒，觉得离了婚的女人肯定被人看不起。上个月前夫再婚，很多同事都知道了，她心里开始惴惴不安，"她们肯定在说我呢！她们看我的眼神都不对！"于是，晚上睡不着觉，白天工作也心不在焉……

"为啥我这辈子这么不顺啊！我还有多少时间可活呀！"李慧琴冲着来看望她的同事歇斯底里地哭诉。每当有同事来看她，都要哭一次。同事尴尬地说："听说手术很成功，可以慢慢恢复！我们先回去了。"她长叹一声，"她们这是在嫌弃我啊，让我死了算了……"

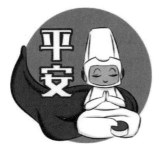

第一篇　奔奔谈工作

第一节　工作适应

一、奔奔讲故事

2006年,高行健考上了他梦寐以求的北京交通大学。该校是有着一百多年历史的名校,是"211"重点大学,给他们授课的教授大多都是行业领头人,而于当年通车运营的青藏铁路,也是该校攻克的世界难题——冻土层修建铁路。能就读于这所百年名校,高行健感觉自己身上多了一种从未有过的优越感,甚至大三那年,看着隔壁学校的毕业生开着法拉利入校时,他心里都没有太多的羡慕。

大学毕业,高行健以专业第一的成绩进入了业内排名前列的一家大型国企。按照公司规定,新进大学毕业生都必须在售后服务点干上一两年,才能分配到技术岗位从事专业的研究工作。于是,高行健在经过公司新员工培训之后,直接被安排到了下面的售后服务点。

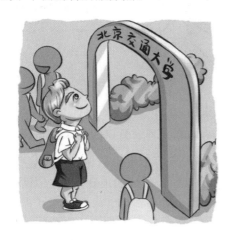
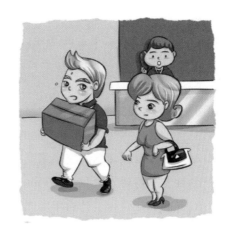

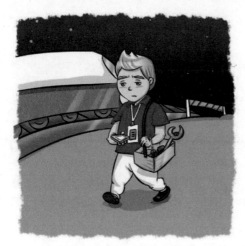

售后服务的工作枯燥乏味，工作和生活环境也十分艰苦。车辆段的位置都是在市郊没有什么人烟的地方，住房也是两三个人合租，要买点生活用品得走一个小时，极为不便。因为要等到深夜运营车辆回到段里，才能进行检修和服务工作，所以他们每天白天的工作并不多，但也必须得在段里蹲守，保障 24 小时服务到位。这种滋味让离家在外的高行健感觉无比孤独，十分思念亲人，可又不敢打电话回去，怕家人嘘寒问暖，为自己担心。

从出校门的雄心壮志到现如今的压抑枯燥，高行健和同事们除了工作，没有其他的娱乐和交流，毫无创造力的工作让他觉得无味，离家在外让他觉得孤独，他经常一个人待着，就像是得了自闭症，这样的日子没有一点盼头，很多次他都在想是时候离开了。可转念一想父亲给他取名的来历就是"天行健，君子以自强不息"，高行健就立刻提醒自己，坚持就是胜利，不经历风雨怎么见彩虹，不经历磨炼怎么能够成才。他决定发挥自己的优势——"学习"，练就一身过硬的本领，把产品学透，把业务学精。连百年名校都考上了，还有什么过不去的坎儿？

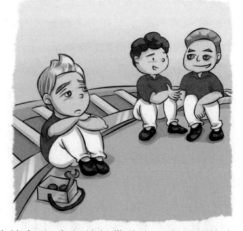

于是，在接下来的时间里，高行健把注意力放在了工作上，上班跟着售后同事和车辆师傅学，下班自己看书学，坚持把每天的工作做好，把艰苦的环境、枯燥的工作当作动力，鞭策自己，立志做发光的金子。

两年时间很快过去了，在售后服务工作结束后，高行健凭借着自己专业的技术能力、扎实的业务水平，以及对产品的充分了解，顺利地进入公司的技术中心，跟随专家一起，进入专项课题研究小组。在短短四年内，高行健由一名技术员晋升到技术骨干，独立承担研发项目，先后完成了数个试制项目，并成功地在车辆上完成运行考核，同时他还获得了公司年度先进个人及多项专利奖项。

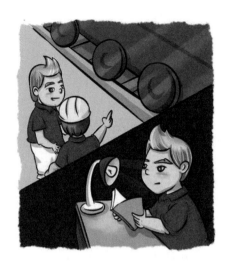
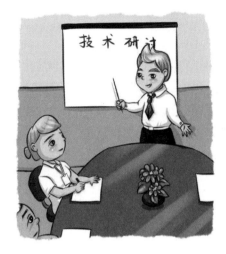

二、奔奔荐阅读

（一）适应与心理适应

　　所谓适应，是一个源于生物学的概念，心理学引用过来，说的是有机体对环境变化做出的反应，适应是指个人在现实与环境有效互动的过程中，通过积极调节来满足自身需要，保持与环境和谐统一的过程与状态，它既是主体对环境变化所做出的一种反映，又是一个重建平衡的心理调节过程。

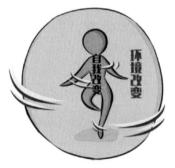

　　有心理学家认为，智慧的本质就是一种适应。通过适应这个过程，有机体在不断运动变化的过程中与环境保持平衡。如果有机体与环境失去平衡，就需要改变行为来重建平衡。这种由平衡到不平衡，再由不平衡到平衡的循环往复过程，通常会造成两种情形：其一是形成悲观消极心理；其二是从失败中学习适应方法。因此，适应力是每个人在面对生命的起伏不定与阴晴圆缺时，仍然能够活得精彩的能力。正如说"有人能从磨炼中吸取智慧，有人则在类似的经验中受伤屈服"。

　　人在环境中生活，总要与环境相适相宜，保持一种相互平衡的状态。从总体上看，人与环境的适应通过两种途径来表现：一是自我改变，二是环境改变。通常情况下，人们选择环境、改变环境是有一定限度的。大多数的时候，人与环境的适应要求人自身做出积极的调节，适应既定的环境。

（二）适应性障碍及其种类

适应性障碍是指遭受日常生活中的不良刺激，由于具有易感个性，加之适应能力差，导致适应性障碍。主要表现为情绪障碍，伴有适应不良的行为或生理功能障碍，对个体的学习、工作、生活及人际交往都会有一定程度的损害，常见的适应性障碍有以下几种：

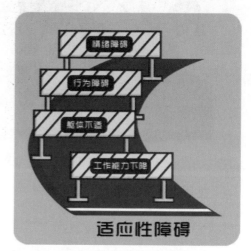

（1）以情绪障碍为突出表现：表现为情绪低落、沮丧、失望，对一切失去兴趣，也有以紧张不安、心烦意乱、心悸、呼吸不畅等为主。

（2）以行为障碍为突出表现：表现为侵犯他人的权利或违反社会道德规范的行为，如旷工、不守规章、斗殴、有意破坏、易发生人际冲突、说谎、滥用药物、酗酒、吸毒等。

（3）以躯体不适为突出表现：常以疼痛（头、腰背或其他部位）、胃肠道症状（恶心、呕吐、便秘、腹泻）或其他不适为突出表现，而到医院检查又没有躯体疾病，症状持续不超过半年。

（4）以工作能力下降为突出表现：出现工作能力下降、工作困难的情况。

（5）以社会性退缩为主：以社会性退缩为主，如不愿参加社交活动，不愿上班，常闭门在家，但不伴有抑郁或焦虑。

（三）职场新人如何适应环境

每个人的适应能力是不同的，产生差异的原因主要有两个方面：一方面是先天的因素，比如女性由于生理原因，对于某些环境的适应能力会差一些，多血质的人比黏液质的人应变能力高些等；另一方面是后天的因素。适应力是一种经验的学习与累积，也就是说，只要能随时保持自我改变的观念，通过各种方法如参加实践活动，经常变化生活中的某些因素，就可使自己的适应能力得以提高。

职场新人要想顺利完成从"学校人"到"职业人"的转型过渡，有很多功课要做，最关键的有三点：

1. 心态适应

小张毕业后进入一家大型企业工作，刚开始满怀着好奇和骄傲，可是没几天就开始觉得与自己理想中的企业相差太远：说管理正规吧，自己看都有好多漏洞，说不正规吧，劳动纪律抓得又太严，让人不舒服。于是，她常常不分场合地发牢骚、讲怪话："这个企业怎么到处是毛病，干得真没意思。"还对客户发脾气，看领导同事都不顺眼，几个月之后索性辞职。当在求职大军中奔波了好个月也没找到好于这样"到处是毛病"企业的时候，心中才感到有些后悔。

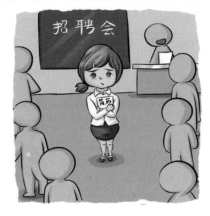

到一个新的单位，最重要的是心态要好、角色认知要准确，才能迅速适应企业、融入企业，如果还用学生的眼光看待企业，不能接受本企业的规章制度，或者用书本上学到的管理知识来套企业现状，都易使自己的心态变坏，没有耐心去了解企业和被企业了解。

总之，不管进入的企业如何，只有两个选择：要么在忍耐中逐步融入，快速了解企业环境、上级、同事，在企业对你认识和了解后，找到你适合的位置；要么就是辞职离开。在就业竞争如此激烈的今天，在自己还没有任何工作经验的时候，显然，前者更加可行。所以，要学会磨炼自己的心理素质，包括认知素质、情感素质、意志素质与个性素质。

2. 工作适应

小林来到企业后，担任红外线探伤工作，觉得虽然业务不难学，但是工作责任

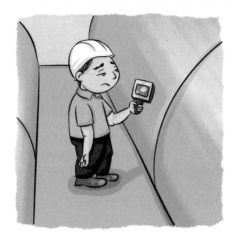

重，工作枯燥，重复劳动，而且要倒班，饮食不规律、睡眠质量不高，女朋友却是上长白班，两人想要约会还得计算时间，想想就觉得无趣，于是想当逃兵。当同学聚会时知道进入职场后个个都不容易，又感到没有退路，只能干下去，可是工作激情渐渐消退。

职场新人要具有更强的承受压力的能力，以及根据现实环境调整自己期望和心态的能力，最好的办法就是学会珍惜时间，以最快的速度熟悉业务，并在工作中摸索窍

门,掌握经验,以储备应该具备的职业技能、核心竞争力,还要利用空余时间提升自我。当你"硬着头皮咬着牙"挺下来,有了工作业绩后,激情自然回到你的身边。

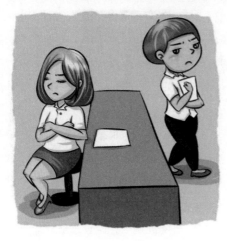

3. 人际适应

小敏是个让父母骄傲的独生女,从外貌到学习都很不错,性格直爽,开朗活泼。可是,工作后,直爽成了缺点,她多次与同事发生争吵,她觉得自己在人际关系的处理上简直就没有对的地方,可是不知道如何才能挽回。

初入职场,表现得不要过于封闭,但也不要过于开放,需要尽快学会把握适当的度与人沟通、合作,尽快融入环境是重中之重。

三、你来问,奔奔答

(一)职场新人如何修炼性格?

让我们阅读《铅笔的原则》并思考:铅笔即将被装箱运走,制造者很不放心,把它带到一旁跟它说:在进入这个世界之前,我有句话要告诉你,如果你能记住这些话,就会成为最好的铅笔。

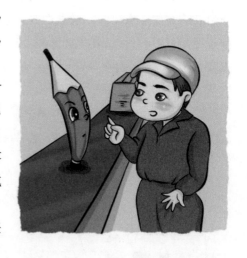

(1)你将来能做很多大事,但是有一个前提,就是你不能盲目自由,你要允许自己被一只手握住;

(2)你可能经常会感受到刀削般的疼痛,但是这些痛苦都是必需的,它会使你成为一支更好的铅笔;

(3)不要过于固执,要承认你所犯的任何错误,并且勇于改正它;

(4)不管穿上什么样的外衣,你都要清楚一点,你最重要的部分总是在里面;

(5)在你走过的任何地方,都必须留下不可磨灭的痕迹,不管是什么状态,你必须写下去。要记住,生活永远不会毫无意义。

所以,职场新人可以做的事情有:

1. 融入群体

有些人进入职场后,表现得极为不合群,上班悄无声息地来,下班了无声息地
走,如同空气般存在,这会让同事渐渐地忽
略你的存在,以至于将来需要协同其他部
门开展工作时,获得的支持就会较少。因
此,职场新人首先要做的就是在适当的时
候展现出自己渴望加入同事活动的兴趣,
并主动地参与、主动地交流,让自己尽快融
入群体中。

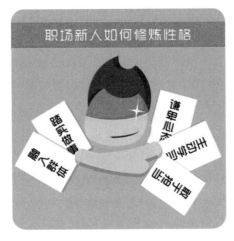

2. 踏实做事

新人进入企业,总是要从基本的工作
开始做起,在慢慢适应的过程中了解并熟
悉整个工作环节的流程。虽然有些工作或者繁杂,或者琐碎,或者枯燥,但是只有
经历过这个过程,才会对最终完成一项大的工作任务而抱有成就感,也才能让领导
和同事产生信任感,没有哪家企业喜欢敷衍了事的员工。

3. 敢于担当

职场中最忌讳新人不肯承认自己的错误,听不得别人批评,推卸责任。新人开
始一两次说自己没有经验犯了错没关系,大家都可以谅解,但是一遇到问题就把自
己的责任推得干干净净,势必引起旁人反感,也往往会因为不愿承担责任而陷入人
际关系的危机中。

4. 主动学习

学生时代的风光已成为过去时,在进入职场后就要学会忘记,从头开始,以谦
虚的态度向职场前辈学习职场和所在行业的知识。因为学校里学的东西在企业里
可能会过时,这跟知识结构不匹配有关,所以作为大学生进入企业之后要不断学
习,保持知识方面的更新,同时保持自己在职场上、行业里的竞争力。例如,即使你
在大学英语拿到专业八级,但是到了企业里发现还是需要重新学很多内容,因为在
各个行业里都有很多专业术语。职场新人在企业里一定要让自己处在不断学习的
状态,学习别人的经验、学习别人好的处事方法和态度,在知识方面要及时更新,要
比较多地了解自己所处的这个行业及所在的企业将会用到的知识。保持平稳的心
态不断学习,职场新人才会收获更多,成长也更快。

好多新人的主动学习能力很差,别人不教就不学习,很少主动和领导、同事沟通有哪些需要协助完成的工作任务,这是一个很大的弊病。职场新人要主动去学习自己所在行业的知识,主动去获取相关的业务技能,主动地看师傅们做事并主动思考,这样才有利于更好地开展以后的工作。

5. 谦卑心态

谦虚谨慎是每个社会人必备的品格,具有这种品格的人,在待人接物时能温和有礼、平易近人、尊重他人,善于倾听他们的意见和建议,能虚心求教,取长补短。对待自己有自知之明,在成绩面前不居功自傲;在缺点和错误面前不文过饰非,能主动采取措施进行改正。大学生刚进入职场,不论从事何种职业,担任什么职务,只有谦虚谨慎,才能保持不断进取的精神,才能增长更多的知识和才干。因为谦虚谨慎的品格能够帮助自己看到差距,永不自满,不断前进,可以使人冷静地倾听他人的意见和批评,谨慎从事。否则,骄傲自大,满足现状,停步不前,主观武断,轻者使工作受到损失,重者会使事业半途而废。

(二)如何培养自己敬业乐业的精神?

工作是人的基本需要之一,也是人的基本权利之一。从事职业既可以获得和维持个人或家庭的物质利益,同时还可以获得工作、生活的充实感,获得生活的意义,有成就感。心理学研究发现,有三大因素可以帮助我们培养敬业乐业精神:

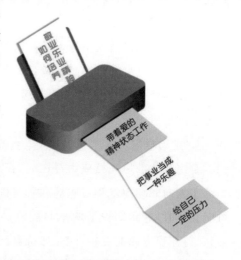

一要带着爱的精神状态工作,效果会完全不一样。因为有了这种精神,你就有一种感召力,会散发并吸引"正能量"。

二要把事业当成一种乐趣,每天用微笑去对待。我们可以去选择自己喜欢的工作,但如果工作不是自己喜欢的,我们可以选择爱上自己正在从事的工作。

三要给自己一定的压力,即要有目标和愿景,然后为之努力。

所以,用看待自己所爱的心态去面对工作,很努力地工作,不断超越自己,你自然会爱上生活,爱上你自己的事业,从而,你就会变得更加敬业。

（三）如何避免职业倦怠？

1. 劳逸结合

有研究表明，每天多睡一两个小时能明显改善压力下的情绪反应，最有效的休息是从事自己感兴趣的活动。兴趣爱好不仅能够让我们感受到过程的快乐，解除目标和结果对我们的诅咒，还能增加我们的成就感和对生活的掌控感。

2. 赋予意义

意义感的巨大虚空常让我们感到工作除了糊口没有其他任何价值，也因此很难对自己有积极的评价。当个人需要的满足已经不能推动我们追求更多时，我们需要给自己的坚持与付出一个"说法"，问问自己，你打算赋予你的工作什么样的意义？别再问生活能给你什么，而是你要给生活赋予什么？通过发现与创造，通过经历与感受，或是通过你不同的生命态度，都可以是你的选择。

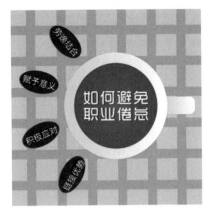

3. 积极应对

每个人在职场都会遭遇这样或者那样的挫折和压力，但不是所有人都会选择听天由命、自我放逐，最大的区别在于每个人对自己困境的解释和归因不同。"同事怎么这么不配合？""领导怎么这么苛刻？""工作怎么如此无趣？"……如果每个问题都指向别人或者环境，错误就变成了别人的，而改正错误的责任也交给了别人，我们不仅成了受害者，还只能被动地承担，于是再也没有了改变的动机，也放弃了对自己的责任。不妨学会转换一下那些让你越来越绝望和无力的问题，不再执着于"为什么他们对我这么不公平"，试一试"我怎样做才是对自己公平的"，接纳而不是抱怨和绝望于工作的不完美，才能使自己真正从束缚中解放，新的选择和行动才有可能。

4. 链接优势

职业倦怠者通常感觉到的是：工作不需要我，生活不需要我，世界不需要我……最终自己都觉得不再需要自己。假如我们每个人都是一粒种子，那么最深的生命力来源于种子内的独特基因，这些基因推动着种子发芽，抵抗岩石的压迫而最终得以成长和绽放。这就是来自生命深处的力量——你独一无二的价值和优势。这一伟力一旦受阻对每个人所产生的伤害也是巨大的，失败感、无价值感以及虚无感一并袭来。当你在暗无光亮的隧道里机械地爬行时,不妨向内心寻找光明,你的优势从来都未曾离开,只是经常被忽视。

"倦怠"只有拥有到一定程度才会发生,如同对一段关系的厌倦往往也是在我们曾从中获得滋养之后,明白这一点至少让我们知道职业倦怠也可能是内在发展、自我壮大的结果。无论是克服还是预防职业倦怠,关键是保持旺盛的生命状态,找到你最大的优势,在发挥优势中获得自我实现、意义和快乐。不要患得患失地担心发挥优势究竟能不能取得自己想象的成就,体验活出自己的生命状态本身就是对你也是对世界最好的礼物。

四、和奔奔一起玩测试与训练

(一)心理适应能力自测

此测验由 20 个题项组成,每个题项有 A、B、C、三个可供选择的答案,请选择与自己情况相同的答案。

1. 每到一个新环境,我总要经过很长一段时间才能适应。( )

A. 是   B. 无法肯定   C. 不是

2. 每到一个新地方我很容易同别人接近。( )

A. 是   B. 无法肯定   C. 不是

3. 与陌生人见面,我总是无话可说,以致感到尴尬。( )

A. 是   B. 无法肯定   C. 不是

4. 我最喜欢学习新知识,能给我一种新鲜感并能调动我的积极性。( )

A. 是   B. 无法肯定   C. 不是

5. 每到一个新地方,我第一反应总是睡不好,就是在家里只要换一张床,我有时也会失眠。( )

A. 是   B. 无法肯定   C. 不是

6. 不管生活条件有多大的变化,我也能很快习惯。( )

A. 是   B. 无法肯定   C. 不是

7. 越是人多的地方我越感到紧张。( )

A. 是   B. 无法肯定   C. 不是

8. 我考试的成绩多半不会比平时练习的时候差。( )

A. 是   B. 无法肯定   C. 不是

9. 若领导和同事都看着,我的心都快跳出来了。(　　)

A. 是   B. 无法肯定   C. 不是

10. 对他有看法我仍能同他交往。(　　)

A. 是   B. 无法肯定   C. 不是

11. 我做事总有些不自在。(　　)

A. 是   B. 无法肯定   C. 不是

12. 我很少固执己见,常常乐于接受别人的意见。(　　)

A. 是   B. 无法肯定   C. 不是

13. 同别人讨论时我常常感到语塞,事后才想起该怎样反驳对方,可惜已经太迟了。(　　)

A. 是   B. 无法肯定   C. 不是

14. 我对生活条件要求不高,即使条件很艰苦,我也能过得很愉快。(　　)

A. 是   B. 无法肯定   C. 不是

15. 有时明明把规章背得滚瓜烂熟了,可被抽查的时候,还是会出错。(　　)

A. 是   B. 无法肯定   C. 不是

16. 在决定胜负成败的关键时刻,我虽然很紧张,但总能很快使自己镇定下来。(　　)

A. 是   B. 无法肯定   C. 不是

17. 我不喜欢的东西,不管怎么学也学不会。(　　)

A. 是   B. 无法肯定   C. 不是

18. 在嘈杂混乱的环境里,我仍能集中精力学习,并且效率反而更高。(　　)

A. 是   B. 无法肯定   C. 不是

19. 我不喜欢陌生人来家里做客,每逢这种情况,我就有意回避。(　　)

A. 是   B. 无法肯定   C. 不是

20. 我很喜欢参加社交活动,我感到这是交朋友的好机会。(　　)

A. 是   B. 无法肯定   C. 不是

计分与结果分析:

凡是奇数号的题,选"是"得-2分,选"无法肯定"得0分,选"不是"得2分。

凡是偶数号的题,选"是"得2分,选"无法肯定"得0分,选"不是"得-2分。

35～40分：心理适应能力很强，能很快适应新的学习、生活环境，与人交往轻松大方。给人的印象极好，无论进入怎样的环境都能应付。

29～34分：心理适应能力良好。

17～28分：心理适应能力一般，进入一个新的环境后经过一段时间的努力，基本上能适应。

6～16分：心理适应能力较差，依赖于好的学习生活环境，遇到困难则易怨天尤人，甚至消沉。

5分及以下：心理适应能力很差，在各种新环境中，即使经过一段时间的努力，也不一定能够适应，常常困惑，因与周围事物格格不入而十分苦恼。

注意：如果您在这个测验中得分较高，说明您的心理适应能力较强；如果您的得分较低，也不必忧心忡忡，过于担心，因为一个人的适应能力是随着年龄的增长、阅历与知识经验的丰富而不断增强的，只要您充满信心，努力工作，加强锻炼，您的适应能力一定会增强。

（二）自毁前程问卷

请指出以下陈述在多大程度上精确地描述或者概括了您自己。您可以和家庭成员、密友或同事讨论其中的一些问题，因为别人的反馈也许能帮助您准确地回答问题。

请使用5点量表来打分，即：

0分——非常不准确；

1分——不准确；

2分——介于准确与不准确之间；

3分——准确；

4分——非常准确。

1. 别人说过我是自己最大的敌人。
2. 如果我的工作完成得不是十分完美，我就感到毫无价值。
3. 我是我自己最严厉的批评者。
4. 在参与某体育运动或竞赛时，我在快要结束时才会发现如何进行有效的领导。
5. 犯了错误时，我通常可以找到一个替罪羊。
6. 我有很严重的拖延倾向。

7. 我很难在那些对我至关重要的事情上集中精力。

8. 我很难接受批评,即使是来自朋友们的。

9. 由于惧怕出丑,我常常不敢问问题或者发表自己的见解。

10. 多数情境下,我总是倾向于考虑最糟糕的状况。

11. 很多时候,我会拒绝那些对我很不错的人。

12. 当有很重要的项目要完成时,我总是故意拖延,错过最后期限。

13. 我选择会带来失望结果的工作安排,即便有更好的选择。

14. 我通常会把东西放错地方,比如钥匙,并为此生闷气。

15. 如果承担多一些责任的话,我就会担心人们对我的期望太高。

16. 我会避免诸如体育比赛这样的情况,因为它让别人发现自己到底是好还是坏。

17. 人们把我描述为"办公室的小丑"。

18. 我对金钱和权力的需求没有止境。

19. 在和别人谈判时,我讨厌做出任何让步。

20. 即使是很小的伤害,我也会寻求报复。

21. 我有不可抗拒的利己主义。

22. 当受到称赞或者其他形式的赞扬时,我通常觉得自己受之有愧。

23. 说实话,是我自己选择了痛苦。

24. 我习惯性地与那些想要帮助我的人发生冲突。

25. 我是个失败者。

计分和结果分析:

把所有问题的得分加起来就能得到您的总分。

0~25 分:您看起来没有什么自毁前程的倾向。如果能调动自己对人生、对自己的积极态度,您就能够很好地改变那些自暴自弃的行为倾向,但也要注意那些可能在下一个人生阶段出现的、潜在的自毁前程的倾向。

26~50 分:您可能有一些轻微的自毁前程的倾向,您可能偶尔会做一些不利于自己的事情。回顾一下已过去的六个月,并判断是否有一些是自毁前程的行为。

51~75 分:处于这个分数段的人,典型的特点就是对自己的评价是消极的,这种消极评价会降低自信心,使自己显得比别人弱,而且优柔寡断,有时还可能仅仅为了证明负面自我评价是正确的而断送某个成功的机会。

76～100 分：您有很强的自毁前程的倾向（但也可能您正经历生活中非同寻常的压力事件），应该寻找有用的线索来消除那些阻碍您成功的自我欺骗行为。

（三）阅读与思考

留学生美惠子有一颗珍珠，这是母亲送给她的。出国前夜，母亲郑重地递给她这颗珍珠，说：

"当女工把沙子放进蚌的壳内时，蚌觉得非常不舒服，但是又无力把沙子吐出去，所以蚌面临两个选择，一是抱怨，让自己的日子很不好过；另一个是想办法把这粒沙子同化，使它跟自己和平共处。于是，蚌开始把它的精力营养分一部分去把沙子包起来。当沙子裹上蚌的外衣时，蚌就觉得它是自己的一部分，不再是异物了。沙子裹上的蚌成分越多，蚌越把它当作自己，就越能心平气和地和沙子相处了。"

母亲启发美惠子说，蚌是无脊椎动物，没有大脑，在演化的层次上很低，但是连一个没有大脑的低等动物都知道要想办法去适应一个自己无法改变的环境，把一个令自己不愉快的异己，转变为可以忍受的自己的一部分，人的智力怎么可能会连蚌都不如呢？

（四）训练活动

活动一：参观与讨论

最好在进企业后的第一周安排，目的是让新进员工尽快适应新的环境，尽快消除对企业的陌生感。

活动二：走到一起来

将中层管理者、基层管理者、技术能手和新进员工组织在一起做游戏，目的是让新进员工在较短的时间内结识较多的人，以消除对人际环境的陌生感。

活动三：心理剧《生活的滋味》

目的是通过练习，让新进员工了解人际环境与人的心理健康的密切关系，帮助其学会适应人际环境。

活动过程：

1. 造句练习，完成后将每个句子做成签条

例题：如果一个人生活在批评之中，他学会谴责。

如果一个人生活在表扬之中，他学会感激。

如果一个人生活在敌意之中，他学会＿＿＿＿＿＿＿＿＿＿＿＿＿＿＿＿。

如果一个人生活在接受之中,他学会＿＿＿＿＿＿＿＿＿＿＿＿＿＿＿＿。

如果一个人生活在恐惧之中,他学会＿＿＿＿＿＿＿＿＿＿＿＿＿＿＿＿。

如果一个人生活在安全之中,他学会＿＿＿＿＿＿＿＿＿＿＿＿＿＿＿＿。

如果一个人生活在讽刺之中,他学会＿＿＿＿＿＿＿＿＿＿＿＿＿＿＿＿。

如果一个人生活在支持之中,他学会＿＿＿＿＿＿＿＿＿＿＿＿＿＿＿＿。

如果一个人生活在压制之中,他学会＿＿＿＿＿＿＿＿＿＿＿＿＿＿＿＿。

如果一个人生活在鼓励之中,他学会＿＿＿＿＿＿＿＿＿＿＿＿＿＿＿＿。

如果一个人生活在嫉妒之中,他学会＿＿＿＿＿＿＿＿＿＿＿＿＿＿＿＿。

如果一个人生活在分享之中,他学会＿＿＿＿＿＿＿＿＿＿＿＿＿＿＿＿。

如果一个人生活在忍耐之中,他学会＿＿＿＿＿＿＿＿＿＿＿＿＿＿＿＿。

如果一个人生活在怜悯之中,他学会＿＿＿＿＿＿＿＿＿＿＿＿＿＿＿＿。

如果一个人生活在诚实之中,他学会＿＿＿＿＿＿＿＿＿＿＿＿＿＿＿＿。

如果一个人生活在友爱和真诚之中,他学会＿＿＿＿＿＿＿＿＿＿＿＿＿＿。

2. 分组,抽签

全体员工根据个人对这道题目有最深的感受结合成小组(每组 4 人左右),再派出代表阐述自己的观点,小组成员可以补充。

3. 表演

阐明观点后,各小组可根据自己小组的意见编排适当的剧情,以小品的形式表现出来。举例如下:

小品主题:"如果一个人生活在支持之中,他学会感恩。"

第一幕:一群人在车间里的公告栏前围观,原来他们正在看关于个人技术比武的通知,大家马上想起了年轻的班长王阳。

第二幕:王阳正在休息室里看书,大家伙儿围过去,七嘴八舌地告诉他,车间要举办个人技术比武了,你快去报名吧!王阳谦虚地说自己不行,同事们一直给予他积极的鼓励,直到他说:"好!谢谢大家,让我试试吧!"

第三幕:车间里,同事们和王阳切磋业务;宿舍里,兄弟们和王阳一起背题……

第四幕:个人技术比武的结果终于揭晓了,大家又围在了公告栏前,他们看到了王阳的名字排在第一位,都兴奋地跳了起来。

4. 点评

评估与总结,使同学们认识到人际环境对自身的影响,从而采取主动的方式为自己营造愉悦、和谐的人际环境。

第二节　安全心理

一、奔奔讲故事

和铁路事业密切相关的单位,往往是最强调安全的,因为他们的生产运营和人的生命息息相关,绝不能掉以轻心。可偏偏就有这么一位车辆段值班员,在当班时发生违章事故,以至于自己左小腿及右小腿踝关节以下被压断,后半生都将在腿部残疾中度过。

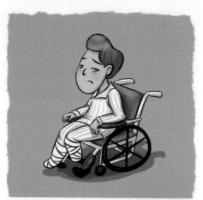

事情是这样的:从五一假期开始,罗恒忙了几个月的新房装修,终于即将大功告成。眼看着定好的 9 月 26 日的乔迁吉日很快就要到了,罗恒这个星期分外高兴。这不,一早就跟妻子商量好今天一下班立即赶回家安置新买的家具。

上午,罗恒完成了外勤接车的任务,就急急忙忙赶往段内站场做连结员的事情。他是个精力旺盛、做事风风火火、想干就干的性子,之前在其他站里做连结员时,为了节约些走路耗费的时间,就经常在运行中的车辆侧面飞身上下,被同事笑称为"铁道游击队员"。

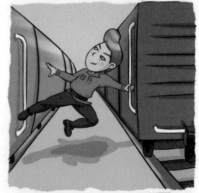

下午 3:00,阳光从西面直接照了过来,把车场这一侧的股道都染成一片金黄。罗恒想着,得赶在下班前把前后场车辆交接检查全搞定。于是,他站在股道旁边等着回场车辆开过来,打算跟平时一样,扒乘个便车到后场停车区去。笑着跟车头的司机打了个招呼,等车头一过,他伸手抓住侧门扶手,往上一蹬,准备跳上车时,却一脚踏空掉落下来,双脚直接被后车的车轮碾了过去。同事们听到一声惨叫"啊……"

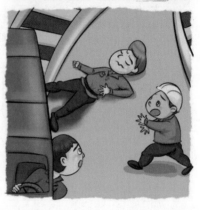

跑过来看到罗恒已经晕倒在血泊之中。

二、奔奔荐阅读

（一）影响安全的心理因素

1. 自我表现心理

"虽然我入行时间短,但我年轻、聪明,干这活不在话下……"

2. 经验心理

"多少年一直都是这样干的,干了多少遍了,能有什么问题……"

3. 侥幸心理

"完全照操作规程做太麻烦了,变通一下也不一定会出事吧……"

4. 从众心理

"他们都这么做的,我不能跟他们不一样,要不他们会笑话我……"

5. 逆反心理

"凭什么听领导的呀,领导就知道卡人,我今儿就这么干!"

6. 反常心理

"最近老婆总跟我吵架,烦死了!"

7. 慌乱心理

"完了,完了,该怎么办啊!"

8. 惰性心理

"哈哈,这样做比规定的省事多了,干吗要多做几步?"

9. 无所谓心理

"安全这玩意,就是谈起来重要,干起来次要,不违章干得了活嘛。"

10. 厌倦心理

"成天喊眼看、手比、口呼,有必要吗?"

还有错觉、心因性幻觉,以及作业环境中的温度、色彩、声响、照明等因素在超出人们感觉功能的限度时,也会干扰人的思维判断,导致判断失误和操作失误。

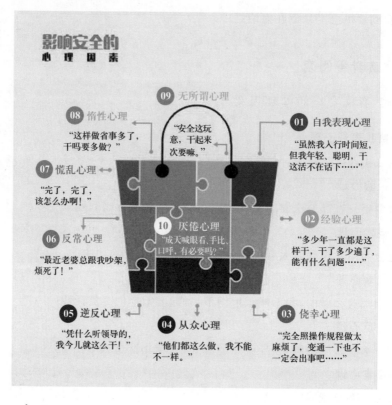

（二）事故倾向性理论

事故倾向性理论认为,即使是置于相同的条件下,由于某些人所具有"内在的事故特质",使他们比其他人更容易发生事故。那么,事故频发倾向者往往有哪些性格特征呢?

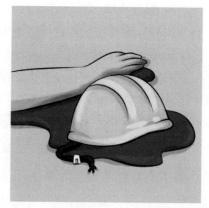

（1）感情冲动,容易兴奋;

（2）脾气暴躁;

（3）厌倦工作,没有耐心;

（4）慌慌张张,不沉着;

（5）动作生硬而工作效率低;

（6）喜怒无常,感情多变;

（7）理解能力低,判断和思考能力差;

（8）极度喜悦和悲伤;

（9）缺乏自制力;

（10）处理问题轻率、冒失;

（11）运动神经迟钝,动作不灵活。

但是,也有安全心理研究专家发现,那些参加过安全培训的职工比那些没有参加过安全培训的职工发生事故的可能性要少得多。

（三）扁鹊三兄弟故事的安全启示

扁鹊三兄弟都是医生,据《史记》载,魏文侯曾问扁鹊:"你们三兄弟中谁的医术最厉害?"扁鹊回答:"长兄医术最好,中兄次之,自己最差。"魏文侯奇怪地问:"那怎么没有听说过你两个哥哥的名头啊?"扁鹊说:"长兄治病,是治于病情未发作之前,由于一

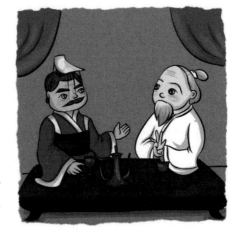

般人不知道他事先能铲除病因,所以他的名气无法传出去。中兄治病,是治于病情初起之时,一般人以为他只能治轻微的小病,所以他的名气只及于乡里。而我是治于病情严重之时,在经脉上穿针管来放血,在皮肤上敷药,所以都以为我的医术最高明。"

认真工作才能保安全,这个道理谁都懂,可真正落实的时候就有人喜欢找借口。但也有人认真负责,认真学习,按照标准化作业。以下是一位铁路优秀工人的心声。

"投身铁路工作,我的梦想就是成为一名优秀的铁路工人,希望得到领导的赏识和同事的认可,于是我主动要求到最艰苦、最累的岗位去锻炼,成了一名光荣的调车员,并且一干就是十来年。从制动员、连结员到调车长,我都兢兢业业,上好每一个班,干好每一项活,每一个班都实现安全交班。对业务的学习我更是一刻也没有放松过,平时利用调车作业的空闲时间,我会把与调车有关的规章制度和业务知识拿出来看一看、背一背,不懂的、理解不透的马上向老师傅和技术能手请教,开预想会时和大家一起学习、讨论。下班回家后,我也会每天抽出一定的时间学规章、学业务,我深信业精于勤荒于嬉,对业务的学习一定要坚持不懈才能巩固。正是由于平时对自己的严格要求和工作中的优异表现,我被评为我们路局的标准化职工。"

三、你来问,奔奔答

（一）为什么说气温变化与工伤事故频率有关?

"温度环境论"的研究认为,18～21℃为最佳工作温度,工伤死亡发生率最低,

除此范围,无论过热(超过 24℃)、过冷(13℃以下),工伤事故都会上升。

为何气温变化与工伤事故频率有关呢?因为人在活动中会产生热量,从事体力劳动时产生的热量更多,环境温度在 18～21℃ 时,这种热量能适当地往外散发,人会感到较舒适。随着环境温度升高,人体散热渐趋困难。气温 25℃ 以上,人体状况开始恶化,接着挥汗如雨,体力下降,心血管和消化系统发生变化。气温如果持续上升,汗液蒸发散热减慢,体温得不到正常调节,人就会变得心烦,极易感到疲劳,反应迟钝,精神不集中,操作能力下降,往往导致操作不当造成事故。反之,环境温度太低,人体热量入不敷出,体内热量平衡失调,也会引起生理上、心理上的功能紊乱而导致操作失误,因此,劳动者要主动调适,避免生理上的不适影响安全生产。

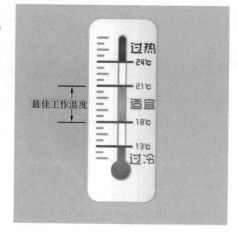

(二)工伤事故有规律可循吗?

生物月节律理论认为,每个月人的体力、情绪、智能都会有一种周而复始的循环起伏状态。高潮期,人或是体力充沛,或是情绪良好,或是思路清晰。低潮期,人或是疲惫乏力,或是心绪不宁,或是记忆欠佳。同理,日节律理论认为夜间人们的体力、智力、情绪均处于低潮期,其中,凌晨三四点是高潮期与低潮期转换的过渡时间,即所谓的临界期,体内各种变化剧烈,注意力不易集中,疏忽、大意时时发生,故被称为"魔鬼三时",因此经常倒班的人一定要注意。

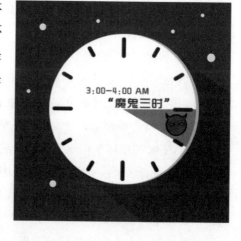

从大量的、实际的工伤事故发生统计看,具有较为普遍的规律。从发生事故的时间来看,往往与季节、昼夜、假日前后、工作开始与结束等因素有关。例如,气候寒冷的季节容易发生煤气中毒;干燥多风的季节容易发生火灾;雨季或气候潮湿季节容易发生触电事故;夜班比日班、后半班比前半班、工作结束时比工作开始时、假日前后比平常时间发生的事故多一些。

从发生事故的人员看,往往与年龄、技术等级有关。一般情况下,年龄较大、工龄较长、技术级别较高的老员工,由于技术熟练,安全生产知识比较丰富,事故发生的概率就小一些;而一些技术不够熟练、未曾受过安全教育的新员工、安全生产知识缺乏的员工或新调换工作岗位的员工发生事故会多一些。

（三）我不喜欢被约束,这与安全有关系吗?

让我们阅读《美丽的规则》一文,也许你就明白安全与约束之间的关系了。

那是一个傍晚,我们乘着一辆车,从澳大利亚的墨尔本出发,赶往南端的菲律普岛。菲律普岛是澳大利亚著名的企鹅岛,我们去那儿看企鹅归巢的美景。

从车子上的收音机里,我们知道这个岛上举办的摩托车赛快要结束了。司机和导游是中国人,听到这个消息后,都显得忧心忡忡。因为根据我们的经验,车赛的观众一散场,会有成千上万辆的汽车往墨尔本方向开。因为这条路只有两条车道,我们都担心会堵车,而真正可以看到企鹅归巢的时间只不过短短半小时,如果因堵车而耽误了时间,我们就会留下永久的遗憾了。

司机加快了车速,想争取时间赶在散场之前到达企鹅岛。但担心的时刻终于来了。离企鹅岛还有 60 多公里时,对面出现了一眼望不到头的车流。其中有汽车,还有无数的摩托车。那可是一些特别爱炫耀自己车技的摩托车迷啊! 他们戴着钢盔,一副耀武扬威的样子。

此时此际,从北往南开的车只有我们一辆,可是由南向北的却何止千辆! 我们都紧张地盯着从对面来的车辆。然而,出乎我们意料的是,我们双方的车子却依然行驶得非常顺畅。

我们终于注意到,对面驶来的所有车辆,没有一辆越过中线!

这是一条左右极不"平衡"的车道,一边是光光的道路,一边是密密麻麻的车子。

然而,没有一个"聪明人"试图去破坏这样的秩序。要知道,这里是荒凉的澳大利亚最南端,没有警察,也没有监视器,有的只是车道中间的一道白线,一道看起来似乎毫无约束力的白线。虽然眼前这种"失衡"的图景丝毫没有美感可言,可是我却渐渐地受到了一种美的感动。

我必须说,这是我平生所见过的最美丽的景观之一。它留给我的印象,甚至要比后来我们看到的可爱的小企鹅还要深刻。因为我从那条流淌的车灯之河中,看到了规则之美、人性之美。

看来为减少斑马线上的车祸,司机们不仅需要提高驾驶水平,更需要提高自身的道德修养。设若司机路人心中都有规则,自觉坚守规则,道路才能畅通,斑马线才能成为真正的"生命线"。

四、和奔奔一起玩测试与训练

(一)职场人心理疲劳度测试

疲劳有体力疲劳、精神疲劳、病态疲劳,还有一种是找不出任何明确原因却好几天也恢复不过来的慢性疲劳。如果让疲劳继续发展,就会影响安全,还可能导致积劳成疾,因此,医学专家建议,必须有适当的休息,不要把今天的疲劳带到明天。那么,如何自测您是否疲劳呢?请您回答下列问题,在符合或接近您实际情况的表现上打"√"。

序号	疲 劳 表 现	选 项		
		没有	有时这样	经常这样
1	感到睡眠不足			
2	感到疲乏无力、无精打采			
3	感觉迟钝,动作变形			
4	为鸡毛蒜皮的小事儿发火			
5	头昏,头胀,头痛			
6	要记的事记不住,想回忆的事回忆不起来			
7	不能专注地工作、学习,感到难以完成工作或学习任务			
8	不明原因的胸部紧缩感			
9	肩、背、腰不适或酸痛,不定位的肌肉酸痛			
10	感到关节僵硬,不灵活			
11	郁郁寡欢,对许多事情都不感兴趣			
12	莫名其妙地担心害怕			
13	性欲减退,性功能减退			
14	耳鸣,听力下降			
15	咽干,咽痛,异物或紧缩感			
16	眼干,眼涩			
17	膝关节酸软无力			
18	不想看书学习			
19	只对搞笑的影视节目感兴趣,喜欢色情玩笑			

序号	疲劳表现	选项		
		没有	有时这样	经常这样
20	工作常出错,效率不高			
21	不想思考问题			
22	没有神清气爽的感觉			
23	口臭或异味			
24	大便干燥,便秘			
25	消化不良,腹部不适			
26	皮肤粗糙,无光泽,色素沉着			
27	胃痛,胃胀,吐酸水			
28	好吃零食,好抽烟,好喝酒			
29	喝咖啡或浓茶			
30	肩、脖子肌肉有发紧的现象			
31	感到腿、脚酸软			
32	皮肤瘙痒,出皮疹			
33	夜里常因小便起床			
34	感到一阵一阵的疲劳			
35	工作感到疲倦和筋疲力尽			
36	起床后就感到疲倦和筋疲力尽			
37	稍做一点工作就感到累			
38	厌恶拥挤,厌恶喧哗			
39	经常患不同的病			
40	感到自己的健康状况在下降			
41	入睡难或睡眠不深易醒			
42	不能做到每天有规律地锻炼			
43	必须快速做事情时,有头脑混乱的现象			
44	为避免出错,必须很慢地做事			
45	经常误解领导的指令或意图			
46	小便有泡沫,消散慢			
47	动作的准确性下降			
48	视力下降			
49	腹痛,腹泻			
50	痰多,痰稠			

计分与结果分析：

"无"记 1 分；"有"记 2 分；"经常"记 3 分。根据得分，您能大致判断自己的疲劳程度；

轻度疲劳:50~79 分;

中度疲劳:80~109 分;

重度疲劳:110~139 分;

极重度疲劳:140 分及以上。

(二)安全行车心理测试

1. 您现在的心情怎么样?(　　)

A. 平淡(1)　　　　　　　B. 喜悦(3)

C. 生气(3)　　　　　　　D. 愤怒(5)

E. 悲伤(4)　　　　　　　F. 颓唐(4)

G. 恐惧(5)　　　　　　　H. 兴奋(5)

2. 您每天最多连续开车的时间?(　　)

A. 半小时(1)　　　　　　B. 1~2 小时(3)

C. 3~5 小时(5)　　　　　D. 5 小时以上(9)

3. 您今天的身体状况感觉如何?(　　)

A. 疲劳(5)　　　　　　　B. 小酸小痛(2)

C. 疾病(3)　　　　　　　D. 打喷嚏(6)

4. 有没有特别的事情发生?(　　)

A. 有特别高兴的事(5)　　B. 有特别悲伤的事(3)

C. 有特别紧急的事(5)

5. 当天的天气情况怎样?(　　)

A. 烈日(3)　　　　　　　B. 晴朗(1)

C. 阴天(2)　　　　　　　D. 雨天(3)

E. 雾天(5)

6. 经常行车的时间?(　　)

A. 白天(1)　　　　　　　B. 黄昏(5)

C. 晚上(3)

7. 每天最多行车环境、路况如何?(　　)

A. 市内公路(1)　　　　　B. 崎岖山路(3)

C. 陌生夜路(5)

8. 您的反应如何?(　　)

A. 迟钝(1)   B. 灵敏(5)

C. 一般(3)

9. 您是否是个性情急躁的人?(　　　)

A. 是(5)   B. 不是(3)

10. 您感觉自己面对挫折的承受能力如何?(　　　)

A. 低(5)   B. 中(3)

C. 高(1)

11. 您是否是个有主见的人?(　　　)

A. 是(3)   B. 不是(1)

12. 您的意志力如何?(　　　)

A. 坚强(1)   B. 一般(2)

C. 薄弱(3)

13. 您是否是个犹豫不决的人?(　　　)

A. 是(3)   B. 不是(1)

14. 您是否是个较为情绪化的人?(　　　)

A. 是(5)   B. 不是(1)

15. 您是否有很强的好胜心理?(　　　)

A. 是(8)   B. 一般(3)

C. 不是(1)

16. 您是个习惯关心他人、经常换位思考的人吗?(　　　)

A. 是(1)   B. 不是(3)

17. 您对交通法规知识掌握怎样?(　　　)

A. 很强(1)   B. 一般(2)

C. 很弱(5)   D. 没有(8)

18. 您是个容易紧张的人吗?(　　　)

A. 是(1)   B. 不是(3)

C. 一般(2)

19. 您是个很有耐性的人吗?(　　　)

A. 是(1)   B. 不是(3)

20. 您的自我控制能力如何?(　　　)

A. 很好(1)   B. 一般(2)

C. 很差(3)

21. 您是个勤于观察的人吗?(　　)

A. 是(1)　　　　　　　　　B. 不是(3)

22. 您的综合分析和判断能力如何?(　　)

A. 很强(1)　　　　　　　　B. 一般(2)

C. 很差(3)

23. 您对交通指示的依赖程度如何?(　　)

A. 很强(3)　　　　　　　　B. 一般(2)

C. 不依赖(1)

24. 您是个有"从众心理"现象的人吗?(　　)

A. 很强(3)　　　　　　　　B. 一般(2)

C. 没有从众心理(1)

25. 开车时您是否有过下列情况?(　　)

A. 打电话(3)　　　　　　　B. 发短信(8)

C. 吃零食(3)　　　　　　　D. 抽烟(2)

26. 您有几年驾龄?(　　)

A. 1年以内(8)　　　　　　B. 1～2年(5)

C. 2～4年(2)　　　　　　　D. 5年以上(1)

计分与结果分析:

按照选项后面括号内的数字计分,将所得分数相加为总分。

27～50分:您是一个优秀的安全驾驶员;

51～75分:您的驾驶安全性一般;

76～100分:请改变您的驾车习惯或改善个性,调整好情绪;

100分以上:安全驾驶指数为0,奉劝您最好不要驾车了。

(三)发动身心训练

用途:班前或班后均可,可以用来进入安全准备状态,也可以消除性格或某些刺激对安全的影响

准备:注意力尽量集中,身体保持自然状态

具体方法和步骤：

（1）产生轻微的打寒战的感觉。

（2）感到好像刚洗完冷水浴那样。

（3）各部位肌肉失去沉重、无力的感觉。

（4）肌肉开始轻微颤动。

（5）打寒战越来越厉害。

（6）头部和后脑壳发冷。

（7）有蚂蚁在全身爬行的感觉。

（8）身上出了鸡皮疙瘩。

（9）手掌和脚掌发冷。

（10）呼吸深沉，加快。

（11）心动有力，脉搏加快。

（12）打寒战更加厉害。

（13）各部位肌肉都轻松、有力有弹性。

（14）我感到越来越精神。

（15）我睁开双眼。

（16）我紧张地注视着，注意力非常集中。

（17）我愉快，感到兴奋。

（18）我精力充沛。

（19）我像一只压缩的弹簧。

（20）我完全动员起来了。

（21）我做好了行动准备。

（如果需要，可以重复上述练习）

（四）消除情景训练

用途：如果曾经有刺激对你的安全心理带来影响，可以借此训练消除

做法：

第一步：情景再现。

把能引起你紧张、恐惧的各种场面，按由轻到重的顺序依次列成表（越具体、细节越细越好），分别抄到不同的卡片上，把最不令你恐惧的场面放在最前面，把最令你恐惧的放在最后面，卡片按顺序依次排列好。

第二步：进行松弛训练。

先坐在一个舒服的座位上，有规律地深呼吸，让全身放松。进入松弛状态后，拿出上述系列卡片的第一张，想象上面的情景，想象得越逼真、越鲜明越好。

第三步：模拟场景训练。

假如你觉得想象中的场景令你有点不安、紧张和害怕，你先别害怕，先稳住，然后停下来再想象，做深呼吸使自己再度松弛下来。完全松弛后，重新想象刚才失败的情景。若不安和紧张再次发生，就再停止后放松，如此反复，直至卡片上的情景不会再使你不安和紧张为止。

第四步：循序渐进。

按同样的方法继续下一个更使你恐惧的场面（下一张卡片）。

注意，每进入下一张卡片的想象，都要以你在想象上一张卡片时不再感到不安和紧张为标准，否则，不得进入下一个阶段。

第五步：实践情景训练。

当你想象最令你恐惧的场面也不感到脸红心跳时，便可再按由轻至重的顺序进行现场锻炼，若在现场出现不安和紧张，亦同样让自己做深呼吸放松来对抗，直至不再恐惧、紧张为止。

第三节　情绪与压力管理

一、奔奔讲故事

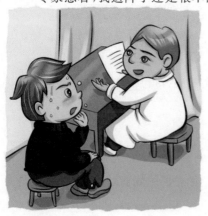

"专家您看，我这阵子还是很不舒服，失眠，老是睡不着。还怕冷，今天这天气，您穿一件长袖就够了，可我得穿上外套，再加个毛背心。而且我浑身没有力气，走点路就两腿发软，干活也干不了啥。按说我现在这个年龄，还不至于身体差成这样啊？您前两天安排的所有检查项目，也全都做完了，您看我到底是怎么了？"赵平平急切地向省城这家著名三甲医院的一位内科医生问道，说罢，还抬起袖子擦了擦额头和脸上的汗珠。

医生把手上一叠检查结果翻来覆去仔细

看了两遍,和缓地对赵平平说:"从你检查的结果来看,你的身体没有什么问题,各项指标都很正常,也没发现其他病变。按你目前的这种情况,我建议你去心理科看一看,他们那边应该能够给你一些帮助。"

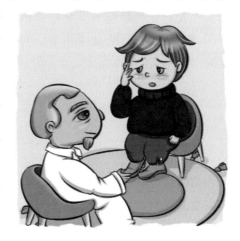

赵平平听从了内科医生给他的建议,来到了心理科,科室里的一位心理咨询师接待了他:"请问您来这里想解决什么心理问题?"

"我不确定这是不是心理问题,我现在失眠挺严重的,睡不好觉,睡眠质量不好。"

"那么,请您先详细说说你的睡眠情况。"

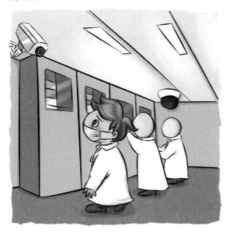

赵平平喝了口水,在沙发上换了个舒服些的姿势,开始了述说。

"我在我们公司,是个普通员工,就是测试车间里的一个试验员。因为做试验一旦开始就不能停,所以我们是要倒班的。劳动强度倒不是特别大,主要是守着设备,查看各项试验数据。可我觉得工作压力很大。特别是我们车间里到处都是监控摄像头,听说还带红外线和录音功能。我一看见就有些紧张、害怕。现在,不管倒不倒班

我都经常睡不着。我心里着急,可越急就越睡不着,这样下去身体肯定受不了啦。"

"我能理解您的心情,您这样休息不够也确实挺让人着急的。您能不能谈谈您最初睡不着是什么时候开始的?那时候发生过什么事情您还记得吗?"

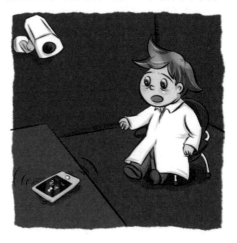

"我记得吧,是在一次当晚班的时候,当时已经是凌晨2:00,试验设备一直在正常运行,于是我就斜靠在监测台位旁边的椅子上坐着,眯着眼休息。这时值班电话

突然响了，我赶紧一下子跳起来去接电话，结果正好是碰上领导查岗，我当时还猜是不是领导从监控室里看到我睡觉了？好像是从那以后，我就开始经常睡不好了，哪怕是在家里也睡不着。可我们班上的其他同事也倒班，他们睡眠就挺好。"

二、奔奔荐阅读

（一）情绪与情绪管理

情绪是个体对外界刺激的主观的有意识的体验和感受，具有心理和生理反应的特征。

情绪管理就是用对的方法、正确的方式，探索自己的情绪，然后调整自己的情绪，理解自己的情绪，放松自己的情绪，是从尊重人、依靠人、发展人、完善人出发，提高对情绪的自觉意识，控制情绪低潮，保持乐观心态，不断进行自我激励、自我完善。

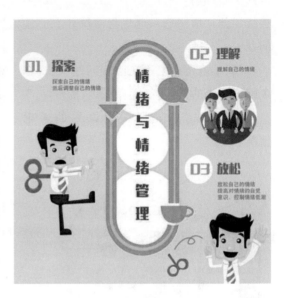

（二）情绪影响健康

中医认为，人有七种与生俱来的情绪，即喜、怒、忧、思、悲、恐、惊。这些情绪都会影响人体的健康，即喜伤心、怒伤肝、忧（悲）伤肺、思伤脾、恐（惊）伤肾。这虽然是《黄帝内经》中介绍的古旧学说，但它早已融会到现代医学中，在神经内科、中医养生方面得以运用。

既然情绪和健康之间的关系非常密切，适当调节情绪对身体健康就十分重要。良好的情绪是一种有助于健康的力量，当人精神愉快时，

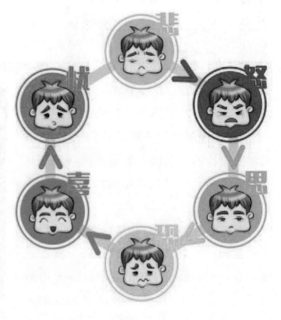

中枢神经系统兴奋,指挥作用加强,人体内进行正常的消化、吸收、分泌和排泄的调整,保持着旺盛的新陈代谢。因此,不仅食欲好、睡眠香,而且头脑敏锐,精力充沛。相反,现代医学研究发现,恐惧、焦虑等消极情绪则对健康有着非常不利的影响。长期的忧郁、恐惧、悲伤、嫉妒、愤怒和紧张会导致一些"心身疾病",即由心理状态引发的疾病,如高血压、冠心病、神经官能症、精神病、哮喘、慢性胃炎、青光眼、癌症等,女性还容易引起月经不调,甚至闭经。医学研究表明 70% 以上的胃肠疾患与情绪变化有密切关系,心理性因素引起的头痛在各种头痛患者中占 80%～90%。

当然,情绪之间也能相互抗衡,其相生相克的原则是——怒伤肝、悲胜怒;喜伤心、恐胜喜;思伤脾、怒胜思;忧伤肺、喜胜忧;恐伤肾、思胜恐。如果情绪无法平衡,不妨尝试这个方法。例如,范进"喜伤心"狂喜之间得了失心疯,众人没办法,只得让他岳父摆出平日凶神恶煞的模样,他一被吓唬,心生恐惧,神智马上恢复了,这正是"恐胜喜"。

(三)情绪管理的方法——6H,4AS

情绪管理方法,是用以增加快乐,减少烦恼的,保持合理的认知、适当的情绪、理智的意志与行为。

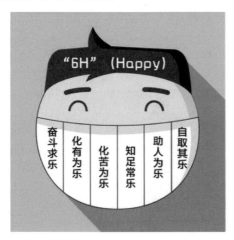
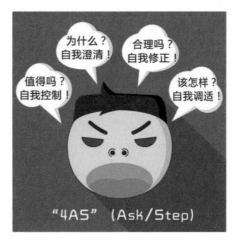

6H(Happy),即用智慧去打开六种快乐的资源,以便增加快乐,优化情绪:①奋斗求乐;②化有为乐;③化苦为乐;④知足常乐;⑤助人为乐;⑥自得其乐。

4AS(A—Ask,S—Step),当陷于苦恼、生气等负性情绪,出现行为冲动时,使用以下步骤来自我管理情绪,以便改变情绪:①值得吗? 自我控制! ②为什么? 自我澄清! ③合理吗? 自我修正! ④该怎样? 自我调适!

（四）减轻压力的十种方法

（1）学会认识你的警告信号。通常来说，这些信号表现为焦虑、疲劳、情绪波动的加剧。

（2）避免陷入自我疗养陷阱。如吸烟量加倍、用酒精麻痹痛苦、服药，或多喝咖啡，这样做只会使情绪更坏。

（3）均衡食谱非常有用，可加强免疫系统，支持精神系统，尽量少摄取咖啡因；适量饮酒；吃复合碳水化合物（如全麦面包、面食和带皮土豆），它们对减少情绪波动尤其有帮助，少吃精致的饼干、蛋糕等；吃足够的新鲜水果和蔬菜；少吃脂肪含量高的食物；慢慢吃，留足够时间吃饭，狼吞虎咽会使紧张加剧。

（4）确保每天都有放松时间，我们都需要充电。如许多人以听音乐、阅读洗澡、看搞笑片来放松。此外，每天保证睡眠充足。

（5）面对纷杂环境，深呼吸最有帮助，它既能使人镇静，又可以恢复精神。

（6）把锻炼当成生活中的一部分。开始不需要太多难度——轻松散步即可。

（7）如果你说"不"有困难，结果被许多别的事搞得更加精疲力竭，可考虑上课或读一本观点明确的书。

（8）有许多事情我们必须做，应该做和想做，但如果发现有许多必须做的却没做，应考虑时间上的统筹安排。

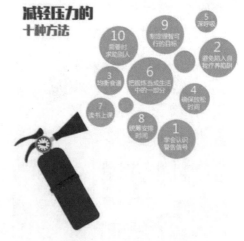

（9）搞清什么原因使人紧张，对自己和别人的期望现实一些，制订理智、可行的目标，我们不能总那么完美。

（10）不要害怕需要时求助别人，一生中总会需要别人的帮助，需要别人倾听，所以，提建设性意见和需要帮助时尽管开口。

三、你来问，奔奔答

（一）我们的压力一般来源于哪些方面？

（1）工作压力源：有的工作性质单调枯燥，有的工作岗位监控力度较大，有的工作安全压力大,有的工作作息时间不规律,等等。

（2）社会压力源:缺乏良性的社会支持系统,付出却得不到对等的理解和支持,容易产生挫败感。

（3）家庭压力源:由于工作性质,很多员工无暇顾及家庭成员的感情和对孩子关爱与教育,可能导致家庭生活不和谐,甚至出现危机。

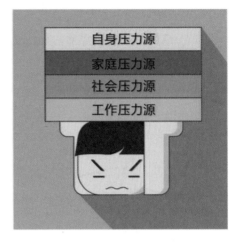

（4）自身压力源:即性格和人际关系紧张所引发的心理压力,如有些员工遇到一点挫折就情绪波动,有的员工面对安全压力易产生紧张和焦虑,有的员工面对管理者的管理行为产生一系列如担忧、愤怒、报复、消沉等综合反应。

（二）如何减少不必要的心理压力?

（1）通过一些心理压力测量表来自我评价,从中发现自己在压力下反映出的特点,并认识压力继续下去可能导致的后果。

（2）学会自我放松。通过自我默想,使意识范围逐渐缩小,排除外界干扰,全身松弛,纠正情绪的失衡状态,冷静地引导自己从烦恼、愤恨、紧张等消极情绪状态中解脱,达到内心的平静和安宁。

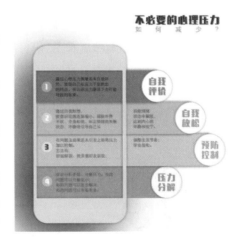

（3）在问题及后果还未引发之前将压力加以控制。方法有:坦诚倾诉,找亲朋好友诉说;调整工作节奏,在还没有达到极度疲劳时,将学习计划、工作步伐放慢;调整生活节奏,经常从事体育运动,如打球、散步,调节身心;学会放松,每天用一定时间平静和安定情绪,如听音乐、看漫画、观赏花草、打太极拳、参加自律训练等。

（4）学会分析矛盾,分解压力。有的问题可以分解化小,然后应对;有的问题可以分期分批,逐步解决;有的问题可以有取有舍,将压力适时转化。

（三）哪些食物可以调节心情？

（1）红色的食物有助于减轻人的疲劳感，并且有驱寒的作用，可以令人精神抖擞，增强自信心及意志力，使人感到充满力量。

（2）橙色食物中最常见的橙色色素是胡萝卜素，它是强化的抗氧化物质。人吃了以后，可以减少空气污染对人体造成的伤害，并有抗衰老的功效。同时，由于橙色接近于光谱中红色的一端，所以橙色食物也有振奋精神的作用。

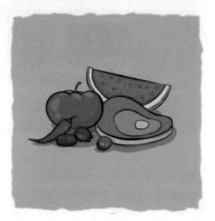 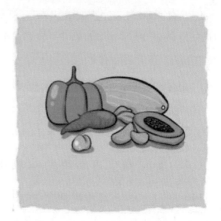

（3）黄色食物能够帮助培养正面、开朗的心情，增加幽默感，更可强化消化系统与肝脏功能，消除血液中的毒素，令皮肤细嫩。同时，它可让人集中精神。因此，当在阅读时，可别忘了吃点粟米、果仁之类的黄色小食品。

（4）绿色草本植物都具药用，有调和身体的功效。大部分蔬菜都拥有绿色的能量，可维持人体酸碱度，并提供大量纤维质，有利于清理肠胃。绿色食物还可舒缓压力。

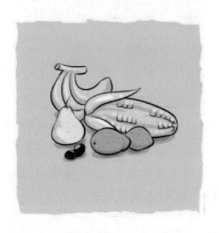 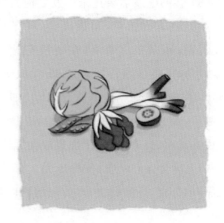

（四）帮助睡眠的方法有哪些？

（1）香薰法：在卧室点上一盏香薰灯，淡淡的薰衣草香味会令神经逐渐放松下来，不知不觉中就进入了梦乡。

（2）按摩法：感到自己相当疲惫时，不要急于入眠，自己给自己按摩，头脑会随着脸部肌肉放松下来。

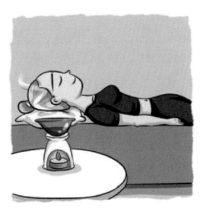

（3）听听专门的安眠乐曲，如舒曼的《小夜曲》《绿岛小夜曲》，都可以帮助入眠。

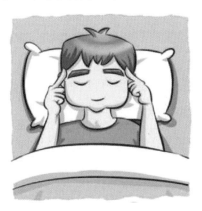

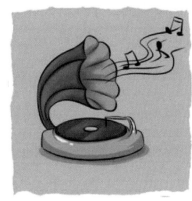

（4）冥想：将腿盘坐，两手放在膝盖上，慢慢地呼吸，努力将脑子里的杂念清除，什么也不想，每次 30 min，这一招对于那些夜里梦多的女性比较管用。

（5）运动：可以每周打两次羽毛球，每次 2 h，或者散步 30 min，每周 3 次，这样可以增加脑部的血氧供应，失眠自然就溜走了。

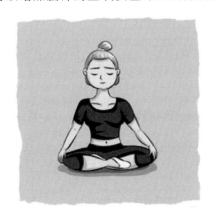

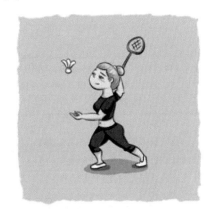

四、和奔奔一起玩测试与训练

(一)工作压力测试

请回答下列问题,在符合或接近您实际情况的表现上画"√"。

题号	测 试 题	选 项				
		总是	经常	有时	很少	从不
1	早上起得很早					
2	静坐在那里什么也不干,感到很难做到这一点					
3	会夜不成眠地思考工作					
4	不喜欢假日					
5	除工作之外,很少有其他的兴趣					
6	亲友抱怨您在工作上花的时间太多					
7	认为自己的能力和工作成绩未被恰当地肯定					
8	朋友们抱怨很少见到您					
9	感到难以放慢工作节奏,减轻工作负担					
10	周末仍在工作					
11	家人们期望您能给他们更多的爱和关心					
12	边吃饭边工作					
13	觉得上司在极力限制您的工作					
14	无事可干时坐立不安					
15	即使是对充满希望的利益也缺乏热情					
16	夜间醒来,又继续工作					
17	夜里仍在工作					
18	很合群,似乎不会被什么事烦扰					
19	感觉自己很少做对事					
20	在被要求做不愿做的事时不能说"不"					
21	感到被强迫,被欺骗,被逼入绝境					
22	所负的责任超出了自己的能力范围					
23	胃口不好、失眠、头昏眼花、心跳过速					
24	不像以前那样乐观					
25	即使周末早上躺在床上睡懒觉,也感到很不适应					
26	喜欢看体育比赛或有趣的娱乐节目					
27	难以把自己的想法告诉别人					
28	在没有活动、气温不高时浑身冒汗					
29	对工作中许多事情感到一筹莫展					

题号	测 试 题	选　项				
		总是	经常	有时	很少	从不
30	在人群中或有限的空间里惊慌不安					
31	在工作中受到批评时很伤心					
32	疲惫不堪、心力交瘁					
33	每天完成工作后对成绩感到满意					
34	没有任何生理原因就感到头昏恶心					
35	觉得与同事间的冲突不能解决					
36	对琐碎之事极为烦躁					
37	必须完成的工作量超过了时间的允许量					
38	无法放松自己					
39	对工作要求有清楚的认识					
40	半夜或凌晨经常被惊醒					
41	自己有足够的时间处理私事					
42	难以做决定					
43	自己的事总是想和别人商量找到适合的解决方法					
44	充满恐惧感					
45	感觉自己正行进在人生目标的固定轨道上					
46	对别人的职责无能为力					
47	对工作有厌倦之感					
48	不愿意会见新的人，不愿尝试新的经验					
49	一天到晚都想着工作					
50	很难给自己的能力和工作成绩恰当的评价					

计分与结果分析：

"总是"记 4 分；"经常"记 3 分；"有时"记 2 分；"很少"记 1 分；"从不"记 0 分。将所得分数相加得出总分。

90 分及以下：压力在您的生活中不是问题，您可以很好地调节自我，您对工作的态度是健康的。

91～130 分：您在工作中承受着中等程度的压力，还可以学会调整自己，以积极开放和顺其自然的心态适应工作中的种种变化，即使遇到问题解决起来也会感到容易与轻松一些。

131～170分：工作压力对您已经是个问题，需要您采取必要的措施来予以调整。在这种压力下工作时间越长，工作与生活中的困难可能会越多，从而形成一种恶性循环。

170分以上：您面临的工作压力十分沉重，长期处于这种状态极有可能损害您的健康和您与亲人之间的关系，因此，要学会放松，学会善待自己。

（二）情绪是否健康？

1. 看到您最近一次拍摄的照片，您有何想法？（　　）

A. 觉得不称心　　　　B. 觉得很好　　　　C. 觉得可以

2. 您是否想过若干年后会有什么使自己极为不安的事情？（　　）

A. 经常想过　　　　B. 从来没想过　　　　C. 偶尔想过

3. 您是否被朋友、同事或同学起过绰号，挖苦过？（　　）

A. 这是常有的事　　　　B. 从来没有　　　　C. 偶尔有过

4. 您上床以后，是否经常再起来一次，看看门窗是否关好？水龙头是否拧紧等？（　　）

A. 经常如此　　　　B. 从不如此　　　　C. 偶尔如此

5. 您对与您关系最密切的人是否满意？（　　）

A. 不满意　　　　B. 非常满意　　　　C. 基本满意

6. 半夜的时候，您是否经常觉得有什么值得害怕的事？（　　）

A. 经常　　　　B. 从来没有　　　　C. 极少有这种情况

7. 您是否经常因梦见什么可怕的事情而惊醒？（　　）

A. 经常　　　　B. 没有　　　　C. 极少

8. 您是否曾经有多次做同一个梦的情况？（　　）

A. 有　　　　B. 没有　　　　C. 记不清

9. 有没有一种食物使您吃后就呕吐？（　　）

A. 有　　　　B. 没有　　　　C. 记不清

10. 除去看见的世界外，您心里有没有另外的世界？（　　）

A. 有　　　　B. 没有　　　　C. 记不清

11. 您心里是否经常觉得您不是现在的父母所生？（　　）

A. 时常　　　　B. 没有　　　　C. 偶尔有

12. 您是否觉得有一个人爱您或尊重您？（　　）

A. 是　　　　B. 否　　　　C. 说不清

13. 您是否常常觉得您的家庭对您不好,但您又的确知道他们实际上对您很好?
(　　)

A. 是　　　　　　　　B. 否　　　　　　　　C. 偶尔

14. 您是否觉得没有人十分了解您?(　　)

A. 是　　　　　　　　B. 否　　　　　　　　C. 说不清楚

15. 您早晨起来的时候最经常的感觉是什么?(　　)

A. 忧郁　　　　　　　B. 快乐　　　　　　　C. 讲不清楚

16. 每到秋天,您经常的感觉是什么?(　　)

A. 秋雨霏霏或枯叶遍地

B. 秋高气爽或艳阳天

C. 不清楚

17. 您在高处的时候,是否觉得站不稳?(　　)

A. 是　　　　　　　　B. 否　　　　　　　　C. 有时是这样

18. 您平时是否觉得自己很强健?(　　)

A. 否　　　　　　　　B. 是　　　　　　　　C. 不清楚

19. 您是否一回家就把门关上?(　　)

A. 否　　　　　　　　B. 是　　　　　　　　C. 不清楚

20. 您坐在小房间里把门关上后,是否觉得心里不安?(　　)

A. 是　　　　　　　　B. 否　　　　　　　　C. 偶尔是

21. 当一件事需要您做决定时,您是否觉得很难?(　　)

A. 是　　　　　　　　B. 否　　　　　　　　C. 偶尔是

22. 您是否常常用抛硬币、翻纸牌、抽签之类的游戏来测吉凶?(　　)

A. 是　　　　　　　　B. 否　　　　　　　　C. 偶尔

23. 您是否常常因碰到东西而跌倒?(　　)

A. 是　　　　　　　　B. 否　　　　　　　　C. 偶尔

24. 您是否需要一个多小时才能入睡,或醒得比您希望的早一小时?(　　)

A. 经常这样　　　　　B. 从不这样　　　　　C. 偶尔这样

25. 您是否曾看到、听到或感觉到别人察觉不到的东西?(　　)

A. 经常这样　　　　　B. 从不这样　　　　　C. 偶尔这样

26. 您是否觉得有超乎常人的能力?(　　)

A. 是　　　　　　　　B. 否　　　　　　　　C. 不清楚

27. 您是否觉得有人跟着您走而心里感到不安？（   ）

A. 是　　　　　　B. 否　　　　　　C. 不清楚

28. 您是否觉得有人注意您的言行？（   ）

A. 是　　　　　　B. 否　　　　　　C. 不清楚

29. 当您一个人走夜路时,是否觉得前面暗藏着危险？（   ）

A. 是　　　　　　B. 否　　　　　　C. 偶尔

30. 您对别人自杀有什么想法？（   ）

A. 可以理解　　　B. 不可思议　　　C. 不清楚

计分与结果分析：

以上各题的答案,选 A 得 2 分,选 B 得 0 分,选 C 得 1 分。请将您的得分统计,算出总分。

0～20分：说明您的情绪良好,自信心强,具有较强的美感、道德感和理智感。您有一定的社会活动能力,能理解周围人的心情,顾全大局。您一定是性格爽朗、受人欢迎的人。

21～40分：说明您的情绪基本稳定,但较为深沉,对事物的考虑过于冷静,处事淡漠、消极,不善于发挥自己的个性,您的自信心受到压抑,办事热情忽高忽低,易瞻前顾后,踌躇不前。

41～50分：说明您的情绪不佳,日常烦恼太多,经常使自己处于紧张和矛盾之中。

50分以上：说明是一个危险的信号,您务必请心理医生作进一步的诊断。

（三）测测抗压能力

在睡前,我们总是希望能塑造一个轻松舒适的环境,让自己能平静入睡。有的人喜欢一室漆黑,有的人则爱点一盏小灯,您会选择把什么样的灯放在床边,伴您进入梦乡？

A. 手抄纸的灯罩　　　　　　B. 欧洲宫廷华丽雕像

C. 卡通造型　　　　　　　　D. 英国乡村蕾丝风格

结果分析：

A. 抗压性95％。您是个外柔内刚的人,平日总是不会常表达自己的意见,因为您知道,应该要让事情发展到某种程度您再发言,才不会被当作乱放炮。所以您的容忍度颇高,非到不能忍耐的时候,您还是会让自己去适应环境。可是,您很可能日益习惯压力的逼迫,无形中延展您的耐力,逐渐麻痹,也不知道真正的界限在哪儿。

B. 您的抗压性是86%。遇到压力时,您会找其他管道来舒缓紧绷的情绪,让自己不会那么沉重。然后等到心情平静下来,慢慢思考解决方法,顺利渡过逆境。所以,人家多半会误以为您一直过得很平顺,无风无雨,却不知您已经面对过不少阵仗,是运用经验来闯过每一次关卡。

C. 抗压性68%。您讨厌麻烦的事,所以遇到一些突如其来的意外,会显得格外不耐烦,也有一点点担心不能处理得当。若是给您很规律、固定的工作,您通常都可以做得很好。可是一碰上别人对您临危受命,您就开始慌张起来。所以一定要有人陪在身边,您才会有安全感,才会有信心把事情完成。

D. 抗压性45%。您很重视原则,多数时候都能够和别人合作,非常随和。可是您仍然有自己的底线,是所有人都无法逾越的。假使对方的要求超过您能接受的程度,又一点都没有讨论的弹性,那您可能会受不了,以任何想得到的方法来抵制。或许双方兜个圈子来谈事情,就不会弄得那么僵。

四、活动与训练

(1)冥想放松。每天利用休息时间做10 min的冥想放松。事先准备好舒缓的音乐,如果带有放松指导语最好,以舒适的姿势坐好,随着音乐从指尖开始放松自己身体的每一部分。整个过程不用过于注重技术,更多的是去体验放松的感觉,两周后就可以感受到效果。

(2)呼吸减压。忙里偷闲,睡前或中午休息时,自我催眠:腹式呼吸至少3次以上,加3次正面暗示,可以让自己狂跳的心脏放慢速度,让焦躁的情绪平复下来,让自己因压力而颤动、抽搐的肌肉恢复平静……

(3)运动减压。每天安排半小时左右运动,适用的运动方式有游泳、有氧慢跑、跳绳、跳操、散步、打乒乓球等,可以起到锻炼身体、消除压力、激发活力、唤醒大脑的作用。

(4)阅读减压。选择亲子阅读更好,可以一举数得。

(5)音乐减压。

此外,还可以通过放松训练、瑜伽、静坐、催眠、想象等方式起到减轻压力造成的反应的作用。

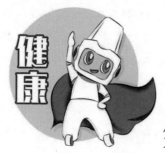

第二篇　奔奔说健康

第一节　健康与心理健康

一、奔奔讲故事

　　快步走在去往公司的路上，感受着清风徐来，阵阵桂花香气隐隐飘过，王晶不禁露出一丝微笑。从毕业到上班已经有 5 个年头了，今年却是他最有感触的一年。

　　回想起来，那还是今年春节后发生的事情。王晶节后上班，一进到现场，就突然开始呕吐不止，从吐早餐到吐清水，居然就这么吐了一个多月。要不是看在他是个男同胞，同事们差点就要送他去看妇产科。好不容易熬到不吐了，他又开始吃不下东西，不到半个月，整个人瘦了十五斤。两个月来王晶把市里大小医院跑了个遍，所有检查都做了，可医生却告诉他身体上没有任何毛病。

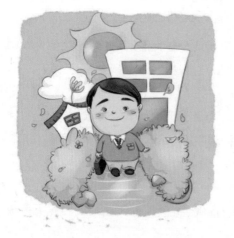

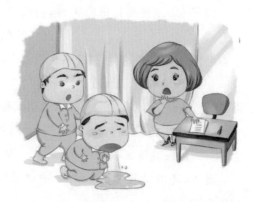

　　部门同事建议他去公司的员工心理关怀中心寻求帮助。王晶思前想后，考虑

了两天，决定去试试。在中心的心理咨询师面前，王晶敞开了心扉，诉说着自己的成长经历和心路历程。原来，他在中学时成绩一贯不错，家人和老师都认为他是上重点本科的料，却没想到高考失利。碍于面子，王晶不愿意复读，选择了一所远离家乡的高职院校。在读大学期间，他耿耿于怀自己的高考际遇，觉得自己命不好，于是学习得过且过，仅维持在不挂科。跟同学也

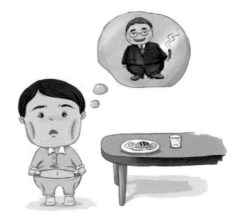

不怎么打交道，总是独来独往。这种情况一直持续到王晶上班以后。虽然他也想过要努力工作、好好表现，可总是提不起精神。跟同事的关系自然很一般，同事背后都认为他很清高，不合群。王晶自己也知道这种状况不好，想改变却不知从何着手，每天都处在身心煎熬之中，出现了很多身体问题。咨询师跟王晶前后进行了 6 次咨询，建议他好好清理自己的负面情绪，平时多做运动，多与同事交往，王晶一一主动照做。两个月前，咨询全部结束，王晶的身体状况大有好转。现在的他，觉得工作充满激情，跟同事的关系日益融洽。

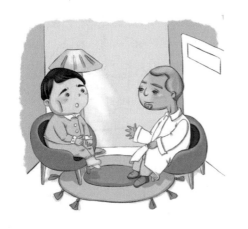

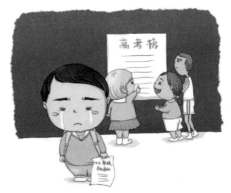

"王导！想什么呢？一大早的就被八月桂花香熏晕了吧?"同事小张从后面跑过来，喊着他们给王晶取的外号，拍拍他的肩膀笑着说道。"是呀，是呀，真是香到心里去啦！我们一起走吧！"

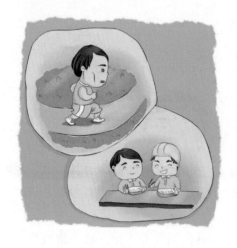
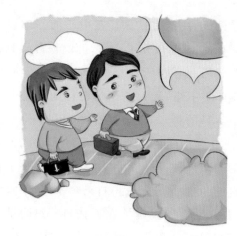

二、奔奔荐阅读

(一) 露易丝·海《生命的重建》(摘抄)

肥胖,代表需要保护,需要避免被伤害、被轻视、被责备。

咽喉痛,往往是我们的创造力被抑制和挫败。

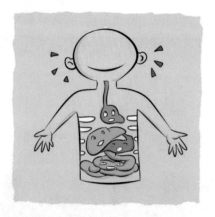

喉炎,通常意味着愤怒得说不出话来了。

后背上部出问题,往往与缺乏感情支持有关:我的丈夫/妻子/情人/朋友/老板不理解我或者不支持我!

过度吸烟是对生活的拒绝:表明他们感觉不到自己的价值!

我相信,是我们自己创造了我们称之为疾病的东西。身体,就像生活中的其他东西一样,是你内在思想和信念的反映。假如我们经常抽出时间倾听,我们会发现身体经常在和我们说话。你身上的每一个细胞都会对你头脑里的所思所念,对你说的每一句话做出反应。

(二) 心理问题判断标准

1. 一般心理问题和严重心理问题的判断

	一般心理问题	严重心理问题
情绪反应强度	由现实生活、工作压力等因素而产生内心冲突,引起不良情绪反应,有现实意义且带有明显的道德色彩	较强烈的、对个体威胁较大的现实刺激引起心理障碍,体验着痛苦情绪

续表

	一般心理问题	严重心理问题
情绪体验持续时间	求助者的情绪体验时间不间断地持续1个月或者间断地持续2个月	情绪体验超过2个月,未超过半年,不能自行化解
行为受理智控制程度	不良情绪反应在理智控制下,不失常态,基本维持正常生活、社会交往,但效率下降,没有对社会功能造成影响	遭受的刺激越大,反应越强烈。多数情况下,会短暂失去理智控制,难以解脱,对生活、工作和社会交往有一定程度影响
泛化程度	情绪反应的内容对象没有泛化	情绪反应的内容对象被泛化

2. 心理疾病与精神病的判断

在严重心理问题之上,还需要判断区分严重心理问题和精神病的区别,其中,若是属于精神病范畴,需要由具有处方权的心理医生或精神病医生提供专门的治疗,特别是药物治疗。在心理学界与精神病学界有普遍公认的判断"病与非病三原则":第一,是否出现了幻觉(如幻听、幻视等)或妄想;第二,自我认知是否出现问题,能否或是否愿意接受心理或精神治疗;第三,情感与认知是否倒错混乱,知、情、意是否统一,由此社会功能是否受到严重损害(即行为情绪是否已经严重脱离理智控制)。重点在于对幻觉妄想与情感是否倒错混乱两个方面,对于是否有自我认知的判断应是在这两个重要判断基础之上。

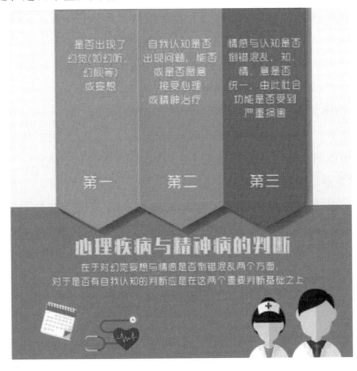

（三）心理疾病的定义

心理疾病是由于个人及外界因素引起个体强烈的心理反应（思维、情感、动作行为、意志）并伴有明显的躯体不适感，是大脑功能失调的外在表现。其特点是：

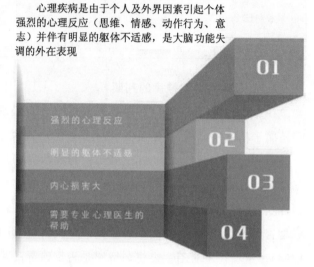

1. 强烈的心理反应

可出现思维判断上的失误，思维敏捷性的下降，记忆力下降，头脑黏滞感、空白感，强烈自卑感及痛苦感，缺乏精力、情绪低落至忧郁，紧张焦虑，行为失常（如重复动作，动作减少，退缩行为等），意志减退，等等。

2. 明显的躯体不适感

由于中枢控制系统的功能失调可引起所控制的人体各个系统功能失调，如影响消化系统则可出现食欲不振、腹部胀满、便秘或腹泻（或便秘和腹泻交替）等症状；影响心血管系统则可出现心慌、胸闷、头晕等症状；影响到内分泌系统可出现女性月经周期改变、男性性功能障碍；等等。

3. 内心损害大

此状态之患者不能或勉强完成其社会功能，缺乏轻松、愉快的体验，痛苦感极为强烈，"哪里都不舒服""活着不如死了好"是他们真实的内心体验。

4. 需要专业心理医生的帮助

因为这样的患者一般不能通过自身调整和非心理科专业医生的治疗而康复。心理医生对此类患者的治疗一般采用心理治疗和药物治疗相结合的综合治疗手段。在治疗早期通过情绪调节药物快速调整情绪，中后期结合心理治疗解除心理障碍，并通过心理训练达到社会功能的恢复，从而提高其心理健康水平。

三、你来问,奔奔答

(一)什么是健康?

世界卫生组织关于健康的定义:"健康乃是一种在身体上、精神上的完满状态,以及良好的适应力,而不仅仅是没有疾病和衰弱的状态。"也就是说,一个人在躯体健康、心理健康、社会适应良好和道德健康四方面都健全,才是完全健康的人。

(二)心理状态分为哪几个等级?

心理问题等级划分从健康状态到心理疾病状态,一般分为 4 个等级:健康状态—不良状态—心理障碍—心理疾病。

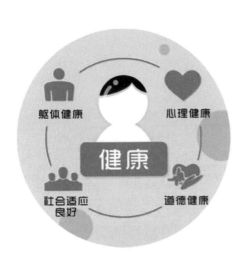
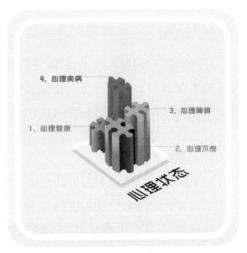

心理健康状态特点:本人不觉得痛苦,他人不感觉到异常,社会功能良好。

心理不良状态特点:此状态维持时间短暂,损害轻微,能够自己调整。

心理障碍特点:其心理活动的外在表现与其生理年龄不相称,活动反应方式与常人不同,对障碍对象有强烈的心理反应,社会功能影响较大,需要求助于心理医生。

心理疾病特点:强烈的心理反应,明显的躯体不适感,社会功能影响大,需心理医生的治疗。

（三）如何判断自己的心理是否健康？

心理健康与否一般有三方面的标志：

（1）人格完整，自我感觉良好，情绪稳定，积极情绪多于消极情绪，有较好的自控能力，能保持心理上的平衡。有自尊、自爱、自信心，有自知之明。

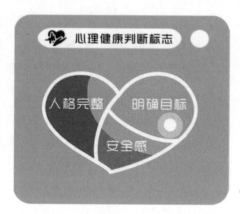

（2）在自己所处的环境中有充分的安全感，且能保持正常的人际关系，能受到别人的欢迎和信任。

（3）对未来有明确的目标，能切合实际地、不断地进取，有理想和事业的追求。

（四）健康心理的特征？

一个人的心理健康与不健康，主要依据是他对特定社会环境的适应状况来判定。通常健康的心理有以下几个主要特征：

（1）能与大多数人的心理一致；

（2）能坚持正常学习、劳动和工作；

（3）有良好的人际关系；

（4）积极的情绪多于消极的情绪；

（5）有正常的意识及相应的行为。

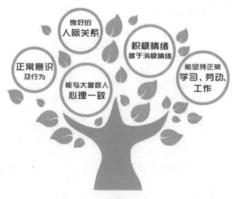

根据世界卫生组织的定义，真正的"身心健康"不仅是没有疾病，而且是在身体、精神、人际、道德等各方面都处于一种完美状态。身体健康是指各器官的功能、各项生理活动指标正常，能适应自然环境的变化，能有效抵制各种疾病的侵袭。

四、和奔奔一起玩测试与训练

（一）健康生活方式测验

1. 如果早上必须早点起床，您会（　　　）。

A. 调好闹钟　　　　B. 要求别人叫醒　　　　C. 听其自然

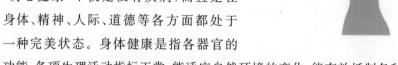

2. 早上醒来后,您是(　　)。

A. 立即从床上跳下来干活

B. 不慌不忙地起床,做一点轻量体操,然后开始干活

C. 发现时间还早,还可以再赖几分钟,就继续躺在床上

3. 在通常情况下,您的早餐是(　　)。

A. 稀饭干粮　　　　　B. 牛奶面包　　　　　C. 不吃不喝饿一顿

4. 每天上班,您的习惯是(　　)。

A. 准时在同一时间赶到工作地点

B. 可稍早稍晚,前后相差在半小时左右

C. 灵活掌握

5. 午饭时间,您总是(　　)。

A. 急匆匆,在食堂对付几口就算完

B. 慢吞吞,有时还少量喝点酒

C. 从从容容坐下来吃饭,饭后还小憩片刻

6. 不管工作多忙,事情多烦,责任多重,您和同事们也总是尽可能得有说有笑,这种情况(　　)。

A. 每天都有　　　　　B. 有时存在　　　　　C. 很少出现

7. 如果在工作中发生争论或矛盾,您对付的办法是(　　)。

A. 争论不休　　　　　B. 反应冷漠　　　　　C. 明确表态

8. 每天下班后,您回家的时间是(　　)。

A. 不超过 20 min　　　B. 在 60 min 内　　　C. 在外面泡 60 min 以上

9. 业余时间,您是(　　)。

A. 会见朋友和参加社会交际活动

B. 参加各项体育运动或看看电影

C. 从事家务活动

10. 对待探亲访友和接待来客,您的态度是(　　)。

A. 可以增长见识,排除杂念,积极休息

B. 浪费时间,又赔钱

C. 讨厌

11. 晚上睡觉时,您总是(　　)。

A. 在同一时间　　　　B. 凭自己高兴　　　　C. 一切事情做好以后

12. 如果有假期,您会这样使用( )。

A. 集中一次过完

B. 一半安排在夏季,一半安排在冬季

C. 待有家事时,就使用几天

13. 运动在您的生活当中所占的地位( )。

A. 只是喜爱看别人运动

B. 常在空气新鲜的地方做做操,打打拳

C. 不喜欢运动,自己也从不运动

14. 最近两个星期内(即使只有一次),您曾经( )。

A. 到外面游玩过　　　　B. 参加过体力劳动或运动　C. 散步 4 公里以上

15. 休假您是这样度过的,( )。

A. 消极休息　　　　　　B. 干点体力劳动　　　　　C. 散散步,也参加体育运动

16. 您自尊心的表现方式是( )。

A. 不惜任何代价要达到目的

B. 深信努力会结出果实

C. 用各种方式向别人暗示,要他们对您做出正确的评价

计分与结果分析:

	1	2	3	4	5	6	7	8	9	10	11	12	13	14	15	16
A	30	10	20	0	0	30	0	30	10	30	30	20	0	30	0	0
B	20	30	30	30	10	20	0	10	20	0	0	30	30	30	20	30
C	0	0	0	20	30	0	30	0	30	0	0	10	0	30	30	10

401~800 分:您是一个善于生活、工作和休息的人,这将会极大地帮助您提高工作和劳动效率。

281~400 分:您还是能在工作繁忙的情况下掌握恢复工作活力的艺术,只要根据您的机体特点更合理地安排和工作,那么效率的潜力还是存在的。

160~280 分:如果长此下去,您很少有可能健康地工作和生活。

160 分以下:您的状况不佳。

(二)心理健康状况自测

请尽可能诚实、认真,不要有先入为主的意识或在主观上有倾向性,以免产生"自我欺骗"的测试偏差,并对每个问题回答"是"或"否"。

1. 您认为您的头脑属于自己吗?

2. 您是否能控制自己的情感?

3. 您生活的动力来自内心世界,而不是外界环境?

4. 您是否不需要外界赞许?

5. 您是否为自己制定行动的准则?

6. 您是否不渴求公正?

7. 您是否不加抱怨地接受自己?

8. 您是否不崇拜偶像?

9. 您是否是一个实干家,而非批评家?

10. 您是否喜欢探索神奇的未知世界?

11. 您是否不以贬义的词语描述自己?

12. 您是否始终如一地爱自己?

13. 您是否能够自我发展?

14. 您是否摆脱了所有的依赖性?

15. 您是否在生命中不再埋怨和挑剔?

16. 您是否不再感到内疚与忧虑?

17. 您是否不为将来而忧虑?

18. 您是否给予他人以爱并得到他人之爱?

19. 您是否能在生活中避免动怒?

20. 您是否在生活中不再拖延时间?

21. 您是否能积极地承受失败?

22. 您是否能不经计划就自然而然地让自己保持愉快?

23. 您是否很有幽默感?

24. 您对别人待您的方式满意吗?

25. 您生活的动力是否是发展自己的潜力,而不是弥补自己的不足?

结果分析:

如果肯定的回答占大多数,说明心理健康;如果肯定与否定的回答平分秋色,说明心理有健康的一面,但也存在着问题;如果否定的回答较多,一定要注意对自己的心理进行治疗。

（三）运动训练

1. 克服焦虑的运动：慢跑、瑜伽、游泳

焦虑是以反复出现的忧郁、不安等为特征的一种情绪状态，还会伴有植物神经功能紊乱的情况，如心慌、出汗、心跳加速等。在这种状态下最好做一些能让身心舒缓，能帮助自己静下来的运动项目。慢跑、瑜伽、游泳都是不错的选择。

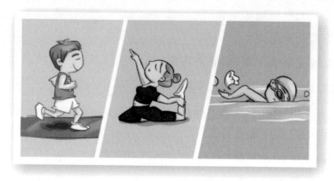

2. 克服紧张的运动：足球、篮球、排球

这些项目在场上形势多变，紧张激烈，只有冷静沉着地应对，才能取得优势。若能经常在这种激烈场合中接受考验，遇事就不会过于紧张，更不会惊慌失措，从而给工作和学习带来好处。

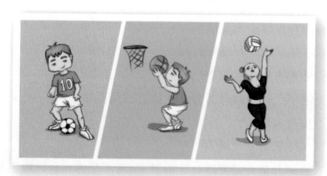

3. 克服抑郁的运动：快速跑、网球

过于复杂的运动项目常使抑郁者感到难以进入状态，从而更加悲观自责。所以，当感到抑郁时，最好选择简单、易于操作、有一定强度的运动，这有利于帮助转移注意力，走出抑郁的困扰。

4. 克服愤怒的运动：器械运动、登山、快速跑、网球

愤怒时可以做一些消耗性的体育运动，负性的能量宣泄掉了，愤怒自然也就消失了。

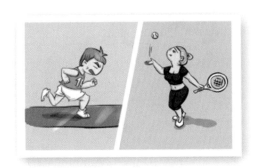

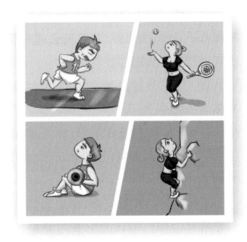

第二节　个性特点与健康

一、奔奔讲故事

员工甲："你们知道吗？肖峰，肖大侠，出大事啦！"

员工乙："当然知道啦，他那种个性，仗着业务能力强，工作水平高，做事总是图快，有几次都要提醒以后才做安全措施，以为自己是艺高人胆大，你们还叫他大侠，我早就说过他是早晚要出大事的！"

员工甲："我听说他是违规进行带电作业，结果就发生了触电事故！不知道伤得重不重啊？唉……"

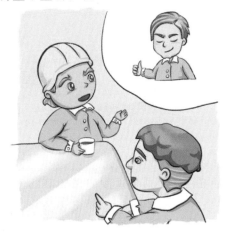

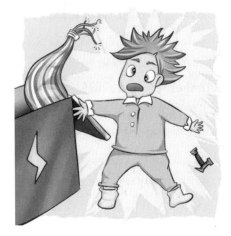

员工丙:"肖峰呀,虽然年轻,上班还不到 2 年,可确实是业务能力突出,工作上积极肯干,执行力也强,凡是班长或是领导交代的任务都能不折不扣地完成,这一点可比有些老员工还强呢!"

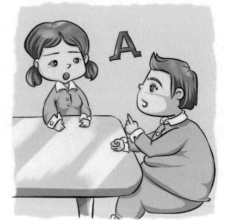

员工丁:"他这就是典型的 A 型性格,我昨天听心理知识讲座上说的。A 型性格,时间观念和上进心很强、脾气暴躁、有闯劲,但不会克制自己、爱显示才华之类的。"

车间主任:"安静安静,同志们,现在我们开始开会啦!会议的主要内容,一是通报肖峰同志触电伤害事故情况,二是重点加强车间作业的安全生产教育工作。"

二、奔奔荐阅读

(一)个性心理特征

所谓个性心理特征,即个体在社会活动中表现出来的比较稳定的成分,包括能力、气质和性格。

能力是使人能成功完成某项活动所必须具备的心理特征,如观察力、记忆力、创造力、操作能力、社交能力等等。

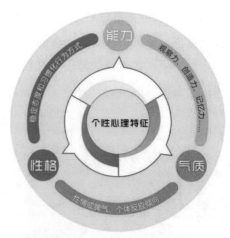

气质是个人与生俱来的心理活动的动力特征,可以指个人的性情或脾气,也可以指个人心情因情境变化而随之改变的倾向,亦即个体的反应倾向。

性格是个人对现实的稳定的态度和习惯化了的行为方式。例如,一个人在任何场合都表现出对人热情、与人为善,这种对人对事的态度和行为方式表现出的心理特征就是性格。

在个性结构中,个性心理特征并非孤立存在,它受到个性倾向性的制约。例如,能力和性格在动机、理想等推动作用下形成、稳定或者再变化,也需要依赖于动机和理想等动力机制才表现出来。二者相互制约、相互作用,使个体表现出时间上和情景中的一贯性,体现个体行为。

（二）了解并接纳自己,方能改变（一名铁路工人的真实获奖感言）

2000 年 7 月,我中专毕业,被分到车站的运转车间,成为一名光荣的铁路工人。都说"初生牛犊不怕虎",可是刚参加工作的我偏偏胆小如鼠。为了锻炼自己的胆量,只要单位一有比赛,我都会报名参加,甚至梦想着会有一天,自己能站在全国铁路的最高领奖台上。

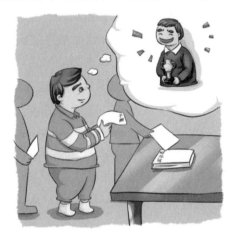

参加工作后,对规章的很多地方不能理解,只能先死记硬背,再结合工作中遇到的各种情况进行分析,遇到疑问,我就会主动地问师傅和同事,宁可让人觉得自己业务不行,也不能一知半解地工作。渐渐地,我的业务水平得到了极大的提升。

我知道,要成为一名优秀的企业员工,仅仅靠中专的知识水平是远远不够的。为此,我一边上班,一边报考了大专和本科,同时,还自学了公文写作和新闻报道。2004 年,我顺利进入车站行办担任文职秘书。2005 年,铁路机构改革,站段合并,车站科室人员大调整,我又回到了运转车间,变成了一名备班人员。

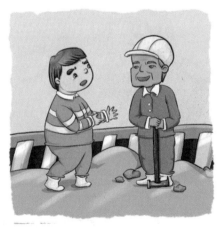
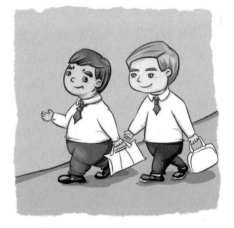

"铁路有什么好?上班又累,工资又少,一天到晚检查这个,检查那个,一不小心就会扣钱,我在外面随便做点什么总能强过在铁路干吧?"抱着这样的想法,我和

几位朋友一同踏入商海。可是,渐渐地,我发现,理想是美好的,现实却是那么的残酷。我卖过鞋子、衣服、十字绣,也做过电子商务。为了招揽生意,我顶着烈日,在人流密集的街头发传单,冒着寒风奔走在各个客户之间,有时碰上挑剔甚至蛮不讲理的客户,即使心里感觉到特别委屈,也必须强颜欢笑;为了节约成本,经常一整天只吃两碗 3 块钱的光头粉,鸡蛋都不舍得加一个。直到有一天,女儿跟我说:"爸爸,我好久没有看到你了!"我一愣之后才反应过来,早晨当她醒来时,我已经出门

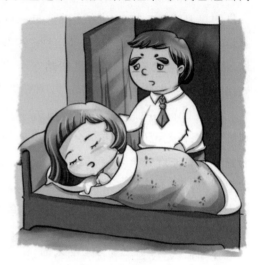

了,到了半夜回到家,她却早已进入梦乡。我不禁地想到,外面的世界固然很精彩,但是外面的世界也有太多无奈。我未来的路是否一直这样走下去? 家人就是我的未来,能让他们开心才是最重要的,但他们最需要的不是我能挣多少钱,而是一家人开开心心地生活在一起,仅仅就是这么简单而实在。铁路工作虽然苦,但在外面拼搏更加不轻松。我决定放弃所有生意,在铁路继续好好干下去。

2011 年,我再次回到了车站的运转车间,担任助理值班员。刚开始,我对车务段细致的管理、严格的要求很不适应。几乎每个月都被发牌考核,班也上了,该拿的钱却拿不到手,确实让我很难受。可是既然我决定回到铁路继续干,就要干出个样子,要么不做,要做就尽全力做到最好。

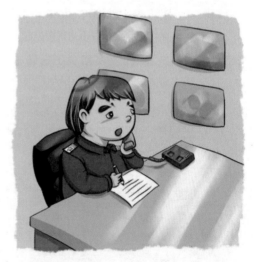

就像刚上班时一样,每天我都会要求自己记下几条规章,从《技规》《行规》《事规》,到各种文件、电报,一遍一遍地反复背诵。上班时,我的身边总是会放着一本规章,以便自己能随时查阅;下班后,合理地安排休息时间学习业务,没有完成当日的学习任务,即使朋友约我出去,我也会婉言谢绝。我相信:机会终究是留给有准备的人的。

2011 年、2012 年,我连续两届代表车站参加车务段举办的业务安全知识抢答赛,均夺得第一名。2013 年参加段接发列车技能竞赛,夺得助理值班员个人理论第一、实作第一、全能第一,我们车间荣获团体第一名。2014 年 8 月,在集团公司举办的接发列车技能竞赛中,我夺得助理值班员个人理论第一、实作第一、全能第一的优异成绩,我们车务段代表队荣获团体第一的奖项。

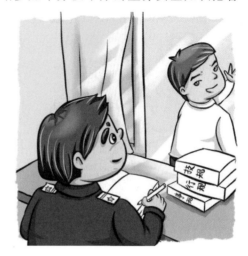

集团比赛结束后,老师问我:"想不想参加全国铁路技能竞赛?"当时我说:"我不太想去!"为什么?上一届全国铁路技能竞赛,我们集团在主场作战曾经获得过第一名,这一次在客场作战,失败了怎么办? 拿不到好成绩怎么办? 而且,全国竞赛要求懂得的业务知识更加广泛,而此时离比赛开幕仅有一个多月,时间紧,任务重,压力大,这对我来说是一个巨大的挑战。

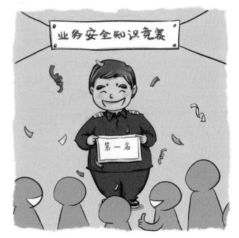

我征询家人和车间领导的意见,他们都给予了我极大的鼓励和支持,"狭路相逢勇者胜! 失败并不可怕,没有勇气面对挑战才是最可怕的!"参加全国铁路技能竞赛不正是我入路以来的梦想吗? 为梦想而奋斗,过程比结果更重要。于是,我再次收拾行囊,踏上了追梦的征程。

离全国比赛只剩半个月时,我接到家里的通知,父亲生病住院,必须手术治疗。"百善孝为先",作为家里的独子,此时却不能回家照顾,心里感到很不安。

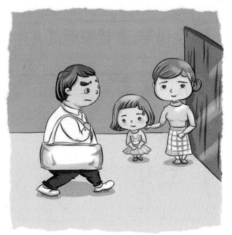

在后面的训练中我都心神不宁,错漏百出。为了不影响我的比赛,父亲在电话中说:"你这次参赛,代表的不仅仅是你个人,还代表着你们车间、车务段和整个集团,你既然参加了比赛,就要全力以赴,别让自己留下遗憾!不用担心,我能坚持到你比完赛再做手术!"听到这话,我的泪水止不住地往下流。

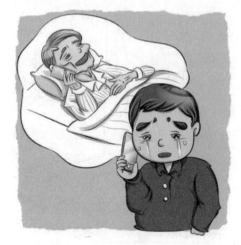

接下来的日子里,我集中精力,排除干扰,加倍地刻苦训练。不到凌晨2:00绝不休息。想睡觉了就洗把冷水脸,站在窗户边做做深呼吸。终于到了比赛那一天。当赛场大门打开的那一刹那,巨大的压力扑面而来,我甚至可以听到自己的心跳声。齐步入场、持证上岗、开始作业……最初的压力随着对比赛的全神贯注而逐渐消除,与车站值班员之间的默契配合,让我们近乎完美地顺利完成了比赛,退场时评委们都给予了高度的评价。

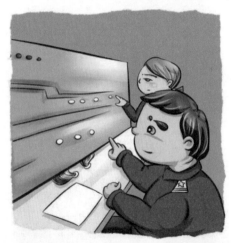

宝剑锋从磨砺出,梅花香自苦寒来。11月14日,我在全国铁路技能竞赛中荣获助理值班员第一名,还获得"全路技术能手"称号和铁路最高奖章——"火车头奖章",更难得的是,和我同组的车站值班员也同时获得了第一名,由同一个单位的同一组选手分获两个职名的第一名,这在全路来说都是史无前例的。激动的心情无以言表,之前付出的所有辛勤努力终于有了回报,我的梦想终于实现。

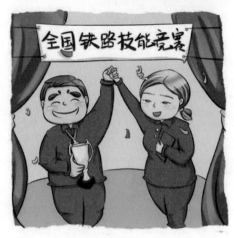

这次比赛所取得的成绩,仅仅是我长征路上的一次小胜。路漫漫其修远

兮。今后,我更要怀着一颗谦卑的心,继续努力,坚持学习,兢兢业业、尽职尽责地做好本职工作,不断取得新业绩,不断攀登新高峰,争取成为业务技能的领头人。

(三)性格类型与身心健康

现代医学心理研究证实,人的性格类型对人的心身健康有重要的影响,即具有某种性格特征的人往往容易罹患某种精神疾患或躯体疾病。最典型的是:A 型性格特征(时间紧迫感强、有竞争性和敌意感)的人比 B 型性格(与 A 型相反即 B 型)患冠心病的危险性高 3 倍。

C 型性格的人,往往对人生、对事业,对人际沟通过分焦虑,不善与人交往,对不幸之事内心体验深刻,过分忍耐,因而长期处于压抑状态,乃至不敢正视矛盾,抑郁寡欢,这样的心理活动特色,反映了不良心态得不到合理合情的宣泄,由于封闭、压抑,身体的生理活动也会是消极的,难免不使免疫功能下降,因而导致各种代谢机能发生障碍,诱发各种癌变,因此,C 型性格也称癌症性格。

三、你来问,奔奔答

(一)如何使自己的不良性格有所改变?

首先要认识到这种性格对自己身心健康的危害性,应树立正确的人生观,正确地对待自己和别人,看问题、思考问题要从大处着眼、宽以待人,大度处事,不钻牛

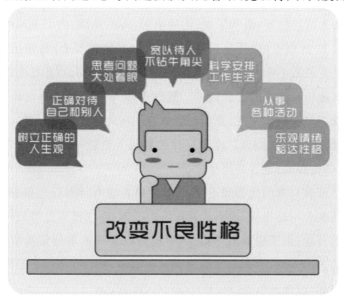

角尖。其次,要科学地安排自己的工作、学习和业余生活,充分利用、占据思维空隙去从事各种体育、交友、旅游、娱乐等活动,以培养乐观的情绪和豁达的性格。

(二)ABC 三种类型的人如何自我减压?

1. A 型性格

A 性格的人一般追求完美、时间观念和上进心很强、脾气暴躁、有闯劲,但往往不善克制、好斗、爱显示才华、抱负太高等。A 型性格的人通常事业成功,多处于领导地位,但因压力较大,容易紧张、冲动。这些负性情绪作为心理应激,极易影响神经内分泌系统的功能,导致心血管疾病。研究发现,A 型性格者患高血压的风险是普通人的 2~3 倍。心脏病患者中,A 型性格者高达 98%。早在 1977 年的国际心肺血液病学会上,A 型性格就已被确认为冠心病的重要危险因素之一。

因此,A 型性格者应学会给自己减压。首先,要设定一个符合自己能力的目标,不要事事时时争强好胜,更不要总跟人比较,多跟自己做比较。其次,于人于己都多一些宽容,少一些对抗和苛求。每个人的成长经历不同,不应该用一个标准要求所有人。再次,遇事放平心态,多培养些业余爱好,如打球、听音乐和朋友聊天,既锻炼身体,又陶冶情操、宣泄情绪。要试着放慢步调,知足常乐。最后,切不可遭遇失败就全面否定自己,而应看到自己性格上的优势,如做事利索、工作投入、说话直率等。努力做到扬长避短,就能事业、健康双丰收。

2. B 型性格

B 型性格者情绪稳定,温和乐观,不爱争辩,不易急躁;内心平和,性格随和,能以平常心对待挫折和困难,社会适应能力好;处事从容不迫,易知足,容易感到幸福。B 型性格者说话不像 A 型性格者那么快、音调也不高,举止神态都相对悠闲。

B 型性格是相对健康的一种性格。这种不温不火的性格特征让他们能抗压,神经内分泌功能较少发生紊乱,发生心脑血管疾病的危险性也较低。研究表明,长寿人群中,B 型性格者占 83%。由于这种性格的人更能从容不迫地应对现实中的人和事,因此即使患病,也容易痊愈。

每种性格都有自身的优势和不足,B 型性格者应有针对性地扬长避短。比如,由于自身时间观念不是很强,也不擅长做组织工作,在选择职业时最好避开在这些方面要求高的行业;由于想象力丰富,可根据爱好选择艺术创作类职业,更容易成为相关领域的杰出人物;由于 B 型性格者容易满足,所以在事业上最好给自己设置相对较高的目标,增强进取心。

3. C 型性格

C 型性格者的特点是情绪不稳定,容易焦虑不安、怨恨愤怒;总希望掩藏自己的真实感情,来换得人际关系和谐,不良情绪却得不到宣泄;与人打交道处处忍让,但并非心甘情愿,所以常生闷气,遇到困难容易悲观绝望、逃避现实。

C 型性格者因长期精神压抑,易引起免疫功能减退、内分泌紊乱,从而引发胆囊炎、胆结石、消化道溃疡等病。研究表明,C 型性格者肿瘤发病率比一般人高 3 倍以上,被称为"癌症性格"。

因此,C 型性格者首先应学会排解不良情绪,遇到不愉快不要一味压抑、克制。可以找朋友倾诉、写日记或做些感兴趣的事情,及时转移注意力。其次,不要过分在意他人的评价,倾听自己心底的呼声。学会善待自己,而非一味迎合他人的需要。再次,多参加社交活动,拓展社会支持力量,增强自信心。最后,与人交往时多关注别人给自己的正面评价,给自己积极的心理暗示,让自己阳光起来。

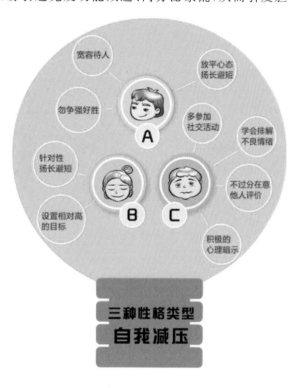

四、和奔奔一起玩测试与训练

（一）A 型性格自测

下面列出的 25 个问题是专门用来诊断 A 型性格的问卷,请您根据自己的实际情况,对每个问题回答"是"或"否"。

1. 您说话时会刻意加重关键字的语气吗?
2. 您吃饭和走路时都很急促吗?
3. 您认为孩子自幼就该养成与人竞争的习惯吗?

4. 当别人慢条斯理地做事时您会感到不耐烦吗?

5. 当别人向您解说事情时您会催他赶快说完吗?

6. 在路上挤车或餐馆排队时,您会感到着急或生气吗?

7. 聆听别人谈话时,您会一直想您自己的问题吗?

8. 您会一边吃饭一边写笔记,或一边开车一边刮胡子吗?

9. 您会在休假之前先赶完预订的一切工作吗?

10. 与别人闲谈时您总是提到自己关心的事吗?

11. 让您停下工作休息一会儿时您会觉得浪费了时间吗?

12. 您是否觉得因全身心投入工作而无暇欣赏周围的美景?

13. 您是否宁可务实也不愿从事创新或改革的事?

14. 您是否尝试在时间限制内做出更多的事?

15. 与别人有约时您是否绝对遵守时间?

16. 表达意见时您是否绝对握紧拳头以加强语气?

17. 您是否有信心再提高您的工作效率和工作成绩?

18. 您是否觉得有些事等着您立刻去完成?

19. 您是否觉得对自己的工作效率一直不满意?

20. 您是否觉得与人竞争非赢不可?

21. 您是否经常打断别人的话?

22. 看见别人迟到时您是否会生气?

23. 用餐时您是否一吃完就立刻离席?

24. 您是否经常有匆匆忙忙的感觉?

25. 您是否对自己近来的表现不满意?

结果分析:

如果有 13 题以上的回答为"是"的话,您就有必要改变自己的生活习惯,适当放慢自己的生活节奏。

(二)C 型性格测验

下面列出的 16 个问题是专门用来诊断 C 型性格的问卷,请您根据自己的实际情况,对下面的问题回答"是"或"否"。

1. 很难公开表达自己的情绪,内心总是承受着难以解脱的压力,常常心情紧张和焦虑。

2. 怕面对人群,怕被伤害,谨言慎行,"夹着尾巴做人"。

3. 当作一件事没有成功时,常常自责,懊悔不已。

4. 对每一个有创新的计划都持悲观态度,极怕失败。

5. 患病不肯求医,认为病会自生自灭。

6. 当发觉自己有可能患病时,拒绝告诉医生。

7. 当觉得自己不如别人时,极度不安,怀疑别人捉弄自己。

8. 不愉快的时候常常强颜欢笑。

9. 没有密切的人际关系。

10. 认命,认为无力改变现状。

11. 认为生活无意义,无价值,无乐趣。

12. 由于怕失败,不肯尝试。

13. 从小就认为和家人有很深的隔阂。

14. 失意时用镇静药来麻醉自己。

15. 认为不把心事向人倾诉是强者的表现。

16. 情绪不佳时,找不到人倾诉自己的心声。

结果分析:

如果有 14 题以上的回答为"是",则您属于 C 型性格;如果回答为"是"在 7 至 13 题之间,则您有转向 C 型性格的较大可能性。

(三)D 型性格(焦虑性格)测试

说明:请认真阅读每一个陈述,在相应的选项内画"√"

题号	测　验　题	选项得分			
		几乎没有	有些	经常	几乎总是
1	我感到神经过敏				
2	我希望像别人那样高兴				
3	我感觉自己像衰竭了一样				

续表

题号	测 验 题	选项得分			
		几乎没有	有些	经常	几乎总是
4	我感到困难堆积起来,无法克服				
5	我过分忧虑一些事情,实际上这些事无关紧要				
6	我的思想处于混乱状态				
7	我缺乏自信心				
8	一些不重要的思想总是缠绕着我				
9	我产生的沮丧如此强烈,以致我不能排除它				
10	我考虑到目前的事情和利益时就紧张				
11	我总是很烦躁				
12	一点儿小事就会使我很紧张				
13	我做事总是犹豫不决				
14	我感到自我满足				
15	我感到很安宁				
16	我是一个镇静的人				
17	我感到安全				
18	我容易做出决断				

计分及结果分析:

1~13 题:选"几乎没有"记 1 分,选"有些"记 2 分,选"经常"记 3 分,选"几乎总是"记 4 分;14~18 题:选"几乎没有"记 4 分,选"有些"记 3 分,选"经常"记 2 分,选"几乎总是"记 1 分。各题总分相加即为您的得分。

总分在 18 分以下者,为低焦虑性格的人;总分在 50 分以上者,为高焦虑性格的人。

(四)自我肯定训练

对自我要多一些关爱和肯定,就能接受自己和不断地激励自己,比如凝视镜子中的自己,找出良好形象的姿态和感觉后,大声说出自己为自己设计的肯定词,一

定要先感动自己,例如:

(1) 我虽然不漂亮,但是我很温柔。

(2) 我的腿不是很修长,但是我的身板总是很直。

(3) 我的鼻子不够高,但是我的笑容很美。

(4) 我的长相很普通,但是我心地善良。

(5) 我的个头矮,可是我善解人意,朋友都喜欢我。

(6) 我害羞,但是我已经知道只要我愿意,就能交朋友。

(7) 也许我什么长处都没有,但是我明白自己的弱点和劣势,这已经给了我改进的可能。

(8) 虽然眼睛不大,但我是一个快乐的人。

(9) 不管怎样,别人能做到的,我也不会差,从现在开始吧!

……

(五) 阅读与思考

兔子绒绒最烦心的就是自己眼睛是红色的。为了解决这个问题,绒绒去向智者请教。

智者说只要坚持三年不掉眼泪,眼睛将会变成无色。

这还不好办吗?现在它就没有值得哭鼻子的事情呀!每天快乐地和小伙伴们一起玩,当然红眼睛这个让它烦恼的问题除外。

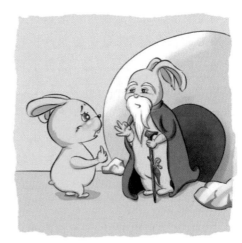

可小伙伴之间也会发生一些小矛盾。有只和绒绒关系最好的兔子居然骗了它的胡萝卜,气得它大哭了一场。虽然对方解释说实在是馋得忍不住,绒绒也原谅了它。但是由于流了眼泪,"红眼睛计划"要再往后推一年。

第二年,绒绒在找蘑菇的时候把腿摔伤了,疼得流了泪。腿伤渐渐好了之后,绒绒下定决心,下次无论遇到什么情况,坚决不能再哭了。

后来,绒绒爱上了灰兔。两只兔子在一起,每天的日子都是像胡萝卜一样美好的味道。可是,灰兔最后却生病死掉了。绒绒强忍着悲痛没有哭,其实它憋得很难受，不过想起了"红眼睛计划"，它决定锻炼自己的忍耐能力。

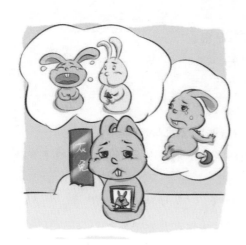
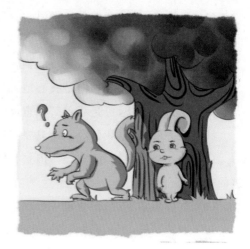

绒绒终于坚持过了这一关，它好像想开了，其实好多事情根本不能往心里去。什么事情都不再放在它的眼里。食物的好坏它不计较，窝里是否舒适它也不计较，就连走在路上，遇到大灰狼的威胁，它也能冷静地躲开，不再像往日那样吓得直哭。

一年过去了，又一年过去了，眼看着第三年又要结束，绒绒的"红眼睛计划"就要完成了。它的眼睛红色渐渐褪去就要成为无色的时候，兔子族的酋长找到它说："如果你没有红眼睛，就将不再属于兔子的家族，那么请你离开这个地方。"

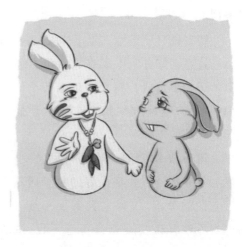

没有红眼睛可是绒绒追求了很久的梦想，它怎么能功亏一篑呢？于是绒绒咬着牙搬了家。外界也绝不再认为它是一只兔子！

当绒绒被逼离开时，回想自己昔日虽然没有享受过优越的生活，还要整天东躲西藏，提心吊胆地逃避狼的追击，可是如果真要割舍这一切，仍旧会非常难过。它哭了！于是，前功尽弃，它的眼睛重新恢复了红色。

绒绒这次不再讨厌自己的红眼睛了。它想,如果兔子没有红眼睛,还能叫兔子吗?于是,绒绒重新回到了大家的怀抱,继续做开心的兔子。

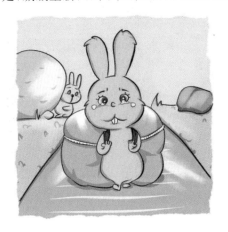
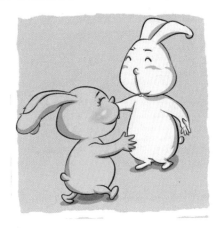

第三节　身心健康自我保健

一、奔奔讲故事

"嘀嘟——嘀嘟——嘀嘟——"救护车一路拉着警报开了过来。原本围在铁路线路的一大群人赶紧散开,给匆忙跳下车的医护人员让开了位置。人群之中的空地上躺着的受伤人员,正是在附近机务段里工作的调车司机杨刚。

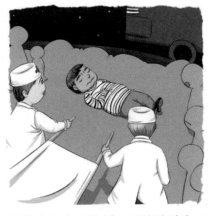

前阵子,杨刚跟妻子为了家里的琐碎事情闹矛盾,妻子一气之下扔下一句"我再也不回来了",就收拾东西回了娘家。过了几天,老丈人打电话让他去跟妻子认个错,接她回家,杨刚认为自己没错,又咽不下这口"阳刚之气",始终不肯低头。可老婆不在家,当了好几个星期"临时光棍"的杨刚,说去接人吧,放不下面子;总不去接吧,又觉得拖着不是个办法。好几天工作起来也不得劲,心里很郁闷。几个哥们看他这样子,为了让他松快松快,就常常约他一起喝酒聊天,杨刚却是借酒浇愁愁更愁。

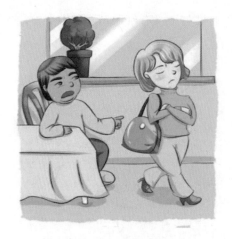
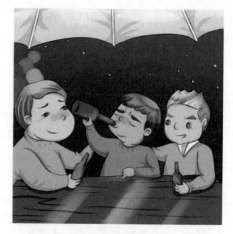

　　这次的事故,就是喝酒惹的祸。杨刚这天只当白班,想着回家也是一个人对着空屋冷灶,于是自己跑去平时常去的小饭馆,就着两个小菜喝了半瓶老白干。吃饱喝足了,摇摇晃晃打算抄近路回家的杨刚,穿越铁路线路时,完全忘记了平时"一慢二看三确认四通过"的规定,横穿两条股道,被从试验线上过来的车头直接撞到,幸好车头本身已经在减速过程中,救护车又来得及时,杨刚才没有生命危险。

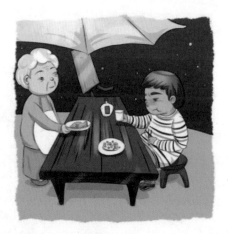
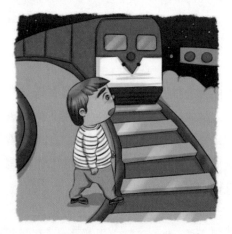

二、奔奔荐阅读

(一)健康的四大基石

　　1992 年,世界卫生组织在维多利亚宣言中提出健康的四大基石:合理膳食、适量运动、戒烟限酒、心理平衡。国内外流行病学研究指出,按照这健康四大基石指导生活方式,可以使高血压发病率减少 55%,脑卒中减少 75%,糖尿病减少 50%。

肿瘤减少 1/3，一句话，可以使严重危害中老年人健康的主要慢性病减少一半，并且还能延长预期寿命 10 年，而所需费用不足医疗费的 1/10。

结合我国国情，我国著名心血管专家洪昭光先生将四大基石进行了深入浅出的解释：

合理膳食可以概括为两句话：进食做到"一、二、三、四、五"，餐桌上要有"红、黄、绿、白、黑"。

"一、二、三、四、五"即：

"一"是每天喝一袋牛奶；

"二"是每天摄入碳水化合物 250～350 g（相当于主食 5～7 两）；

"三"是每天进食 3～4 份高蛋白食物（每份为瘦肉 60 g 或鸡蛋一个，豆腐 100 g，鸡、鸭、鱼、虾 100 g）；

"四"是四句话：有粗有细，不甜不咸，三、四、五顿（控制进食总量，少吃多餐），七八分饱；

"五"是每天吃 500 g 新鲜蔬菜和水果。

"红、黄、绿、白、黑"即：

"红"指少量红葡萄酒（50～100 g）；

"黄"指黄色蔬菜（胡萝卜、西红柿、南瓜、红薯等含胡萝卜素丰富的蔬菜）；

"绿"指绿茶和深绿色蔬菜；

"白"指燕麦粉或燕麦片（每天 60 g）；

"黑"指黑木耳（每天 5～15 g）。

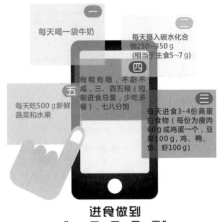

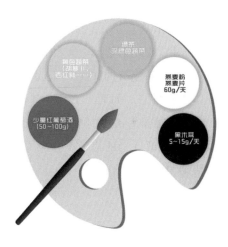

步行是最好的运动。研究证明,每天步行 3 000 m 或 30 min 以上,坚持每周适量运动 6 次,运动强度达到运动后心率＋年龄＝170,有助于动脉硬化斑块的消退。

保持心理平衡亦很重要,因为健身需先健心,有了恬淡宁静之心,才有百岁健康之身。

（二）运动与锻炼

锻炼要因人、因时、因地,根据自己的年龄、性别、工作与学习特点、自身的健康状况安排锻炼的时间和进度,充分考虑到季节、地区、自然环境等因素对锻炼效果的影响,运动量、运动强度也要由小到大,并在锻炼过程中逐渐积累经验,掌握好适宜的运动量,以期达到自我身体锻炼的最佳效果。总之,在选择身体锻炼的手段、方法时,要考虑到自身的特殊需要,做到择其所用。例如:为了娱乐可选择游戏性体育活动;为了宣泄情绪,可选择刺激性强的运动项目;为了克服心理应急和消除神经情绪紧张,则可选择游泳、日光浴等运动方式。

1. 几种现代流行的锻炼方法

（1）有氧锻炼法:指锻炼者在锻炼过程中没有负氧的情况下进行身体锻炼的方法。这种锻炼方法运动负荷适中,可以有效地提高心血管和呼吸机能,促进新陈代谢,并能减少脂肪的积累。如长跑、竞走、游泳、骑自行车、耐力体操及节律操、徒步旅行等。

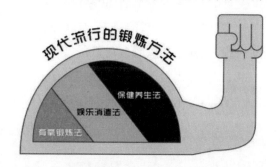

（2）娱乐消遣法:指为了寻求生理上的放松,欢度余暇而进行的锻炼方法。这种锻炼方法运动强度不大,令人轻松愉快,具有消除疲劳的特殊功能,利于体质较弱者来选择,终身坚持活动能够达到增强体质的目的。如散步、旅游、郊游、踏青、登山、日光浴等

（3）保健养生法:我国古代流传下很多保健养生法,如气功、导引等,流传至今,深受广大锻炼者的喜爱。这种锻炼方法讲究内外统一,神形兼顾,要求身体的外部活动与内在气血运行一致,使身体与卫生保健结合,达到健身祛病,延年益寿的目的。

2. 科学地锻炼

早晨锻炼并非良辰：首先，一年中，绝大多数的早晨（特别是 5:00～8:00），陆地上空的逆低层大气，都会出现逆温层，它像一个盖子一样，使城市中较多的烟尘和杂质聚集在其下面。加上早晨空气扰动小，致使烟尘杂质不易扩散到高空和周围去，造成近地面层空气加重。

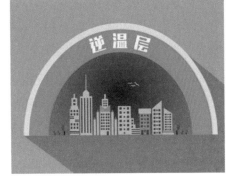

其次，从生理学角度看，有研究表明，早晨是肝脏中含糖量最低时期，若在这段时间进行体育锻炼，运动的能源——糖，将主要靠脂肪分解供给。脂肪作为能源物质进入血液后，由于机体不能有效地利用其中的游离脂肪酸，因而导致血液游离脂肪酸浓度显著增高。有关学者曾对心脏病史的病人调查发现：医学统计表明，清晨不仅是心脏病发作的高峰时间，也是猝死最多的时刻，发病率占 61.3%，比下午 1:00 左右要高三倍。这主要是因为早晨血液黏稠，容易形成血栓，进行较强烈的运动，也容易造成碰、撞、扭伤等。

但每天早晨起床后坚持 10～15 min 的运动负荷比较小的运动，仍是极其有效的，可以消除一夜睡眠后人体组织的"淤滞"现象，使整个有机体承受能力得到增强，焕发一天的工作情绪，提高学习效率。如慢跑、打太极拳与练武术等都很好。

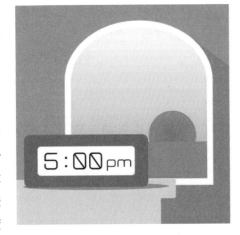

最佳锻炼时间：根据人体生物钟节律，最佳时间是下午 5:00 和接近黄昏的时间。此时，绝大多数人体力、动作的灵活性、协调性、准确性以及适应能力均处于最佳状态。而且，人体内的糖分也增至最高峰，进行各种健身运动时，不会产生能源代谢紊乱和器官机能运转超负荷的现象。

睡前锻炼：睡前身体活动的作用，能在睡眠全过程中得到维持，尤其是做一些加深呼吸的运动，如活动膈肌或扩胸动脉，这种运动能使人体整个系统充氧。处于较好充氧状态的人，不仅睡眠好，而且对解除白天疲劳的速度也会大大加快，使身体得以很好的恢复。特别是对失眠的人，睡前锻炼可治愈失眠症，很有必要。睡前活动给身体带来的热量排放不仅能调节全身的代谢,而且运动后的良性疲劳会通过一夜的睡眠得到恢复。特别是睡前锻炼后洗个淋浴,将使你非常舒服地进入梦乡,这对有神经衰弱的患者无疑是最好的入睡良方。锻炼项目如散步、做操、仰卧起坐、引体向上、立定跳远、俯卧撑等。

3. 把握好运动的强度

把握好运动的强度更有利于自身的锻炼。用测量脉搏的方法控制运动强度如下:

(1) 每分钟脉搏在 160 次的锻炼强度大约为 80%;

(2) 每分钟脉搏在 140 次的锻炼强度大约为 70%;

(3) 每分钟脉搏在 120 次的锻炼强度大约为 60%;

(4) 每分钟脉搏在 110 次的锻炼强度大约为 50%。

研究证明,锻炼强度小于 50% 的没有明显的锻炼效果,大于 80% 的属于运动训练的强度。对一般人来讲,身体锻炼时脉搏控制在(110~160)次/分之间为宜。

(三)保持心理健康九步法

(1) 培养健全的人格特征:如培养广泛的兴趣和爱好,要以积极的态度投身工作和学习,要锤炼自己;

(2) 加强各种正确观念的培养:对世界和人生要有正确的认识,以保证心理反应适度,防止心理反应失常;

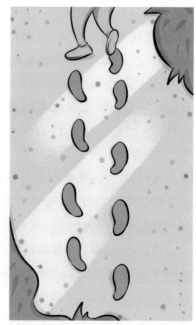

(3) 培养积极的心理状态和健康的情绪情感;

(4) 防止与克服心理冲突;

(5) 要正确认识自己;

(6) 培养良好的环境适应性和人际关系协调能力;

(7) 从事各种体育活动,参加有益的集体活动;

(8) 以微笑或幽默对待情绪激惹;

(9) 掌握必要的心理学知识。

（四）怨恨和内疚会让你变丑

对一个女性最有害的东西，就是怨恨和内疚。前者让我们把恶毒的能量对准他人；后者则是掉转枪口，把这种负面的情绪对准了自身。你可以愤怒，然后采取行动；你也可以懊悔，然后改善自我。但是一定要放弃怨恨和内疚，它们除了让女性丑陋以外，就是带来疾病。

以下是一位女士的经历。

我有一个面目清秀的女友，多年没见，再相见时，吓了我一跳。一时间张口结舌，不知说什么好。她倒很平静，说："我变老了，是吧？"我嗫嚅着说："我也老了。

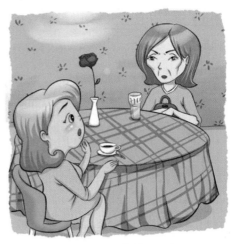

咱们都老了，岁月不饶人嘛！"她苦笑了一下说："我不仅是变老了，更重要的是变丑了，对吧？"在这样犀利洞见的女子面前，你无法掩饰。我说："好像也不是丑，只是你和原来不一样了。好像换了一个人似的，整个面目都不同了。"她说："你不知道我的婚姻很不幸吗？"我说："知道一点。"她说："我告诉你一件事，一个不幸福的女人是挂相的。"我们常常说，某女人一脸苦相。其实，你到小姑娘那里看看，并没有多少女孩子是这种相貌。女子年轻的时候，基本上都是天真烂漫的。但是你去看中年妇女，就能看出幸福和不幸福两大阵营。

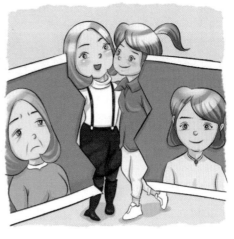

我说："生活是可以雕塑一个人的相貌的，这我知道。但是，好像也没有你说的这样绝对吧？"她坚持道："是这样的，不信你以后多留意。到了老年妇女那里，差异就更大了。基本上就分为两类：一种是慈祥的，一种是狞恶的。我就是属于狞恶的那一种。"

我不知如何接下茬，避重就轻地说："不过，我们在照片上看到的老年人，都是慈祥的。"她说:"对啊。那些不慈祥的,可能心情沉重会影响身心健康的。比如我,很可能早早就告别人世。"话说到这份上,我只好不再躲避。我说:"那么你怎样看待自己的相貌变化?"

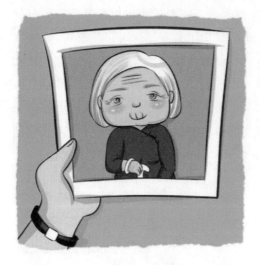

她说:"我之所以同你讲得这样肯定,就是从我自己身上得出的结论。因为我的婚姻不幸福,我又没有办法离婚,所以一直在怨恨和后悔中生活、煎熬着。对着镜子,我一天天地发现自己变得尖刻和狞厉起来。当然,这不是一天发生的,别人看不出来,但我自己能够看出来。我用从自己身上得到的经验去看别人,竟是百分之百的准确……"我看着她,说不出话来。在这样透彻冷静的智慧面前,你只能沉默。

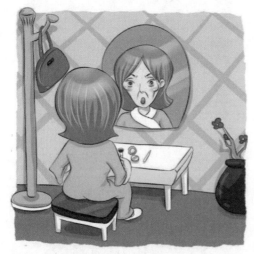

每当我想起她来,心中都漾过竹签扎进指甲般的痛。她所具有的智慧,是一种波光诡谲、入木三分的聪明,犹如冰河中的一缕红线,鲜艳地冻结在那里,却无法捆绑住任何东西。女人会不会因为心理不健康而变丑,我不敢保证。但因为心理不健康而导致身体上的病患,却是千真万确的。为了不得病,为了不变丑,人们只有更多地让爱意充满心扉。

三、你来问,奔奔答

(一)提高心理素质的途径和方法?

1. 建立积极健康的心理模式

树立正确的价值观,有良好的个性特征,有积极乐观的生活态度,能接受不可改变的现实和改变能够改变的现状,能不断地学习、完善和充实自己,具有积极的自我意识。

2. 增强思维的弹性

思维的弹性是指能从多种不同的角度来思考与评价问题,从而形成正确的认知方式,增加思考的灵活性,学会客观地思考问题,遇事不钻牛角尖。

3. 积极的认知和评价

一般来讲,知识经验丰富的人比知识经验不丰富的人对环境的评价要正确。个性心理特征开朗、坚定的人,较能适应环境刺激,而性情抑郁、孤僻的人则较难适应环境刺激。身心健康水平高的人,相对于身心健康水平低的人易对环境做出较正确的评价。因此一个人要建立起一种积极的认知和评价体系。

4. 寻找有利的环境支持

良好心理素质的形成更需要环境给人心理上的关照和支持,对职业人来说,满足实现自我的最重要的支持系统就是社会环境和人际关系。

5. 运用心理技术调节

以行为改变的技术为例,我们可以通过观察或模仿榜样,可以制订改变自己行为的计划并持之以恒地去练习,遇到问题时可以选择放松训练技术和疏泄疗法来缓解压力,以获得更多能量,重新起航。

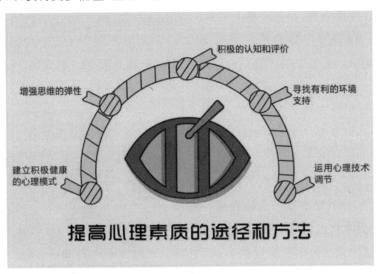

提高心理素质的途径和方法

(二)身心保健有三个"三",是哪三个?

1. 学会做三件事

第一是"会关门"。把通往昨天的"后门"和通往明天的"前门"都关紧了,人一下子就轻松了。

第二是"会计算"。要学会计算幸福。有些人对自己做对的事情一件也没有记住,对自己做错的事情记得特别牢,徒增许多烦恼。

第三是"会放弃"。请牢记:"先舍后得,舍了才会得,舍了一定会得。"

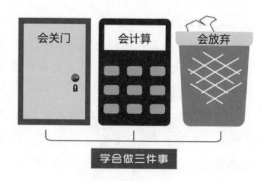

2. 学会说三句话

第一句话:"算了。"钱包被偷,算了;电视机烧坏了,算了;骨头摔断了,算了。对于既成事实,最好的办法就是接受。

第二句话:"不要紧。"不管发生什么事,一定要学会说"不要紧"。有人问邓小平:"你在'文革'时期受了那么多磨难,为什么今天依然神采奕奕?"小平回答:"我一生都乐观,即使天塌下来我也不怕,因为有高个子顶着。"

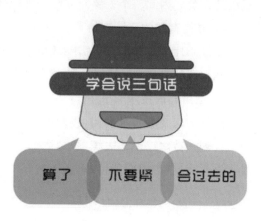

第三句话:"会过去的。"有一句俗语:"天不会总是阴的。"别忧愁,一切都会过去的。

3. 学会三种方法

三乐法:就是助人为乐、知足常乐、自得其乐。

三不要法:一是不要拿别人的错误来惩罚自己,二是不要拿自己的错误惩罚别人,三是不要拿自己的错误惩罚自己。

年龄减十法:不要小看这种方法,它有明显的焕发青春的功效。心态年轻,人自然显得年轻。

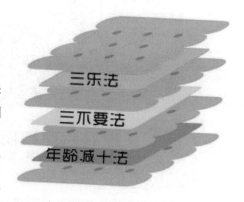

四、和奔奔一起玩测试与训练

（一）健康行为测验

本测验分为吸烟、酒精和药物、饮食习惯、运动和健康、压力控制、安全，请在每题中选出最适合您的答案。

行为	测 验 题	选项得分		
		经常如此	偶尔	从来没有
抽烟行为	我不抽烟	10	5	0
抽烟行为分数：				
喝酒和服用药物	1. 我尽量避免喝酒	4	1	0
	2. 当我处于压力状态或者遇到问题时，我避免用喝酒或服用药物的方式来处理	2	1	0
	3. 在服用某些特殊药物时，如止疼药、感冒药和抗过敏药，我很小心地不去喝酒	2	1	0
	4. 无论有没有处方，当我在服用药品时会详细地阅读药品的说明	2	1	0
喝酒和服用药物分数：				
饮食习惯	1. 我每天都吃各种不同食品，如水果、蔬菜、乳制品、瘦肉、豆制品等	4	1	0
	2. 我限制油脂和胆固醇含量较高的食物，如肉类、脂肪和奶油等	2	1	0
	3. 我喜欢吃放食盐较少的菜	2	1	0
	4. 我避免吃太多的糖	2	1	0
饮食习惯分数：				
运动和健康	1. 我保持适当的体重，避免过重或过轻	3	1	0
	2. 我每个星期至少做 15～30 min 的运动，如跑步、快步走等	3	1	0
	3. 我每个星期至少做 15～30 min 增强肌肉强度的运动，如瑜伽等	2	1	0
	4. 我使用部分空闲的时间参加个人、家庭或团体的活动	2	1	0
运动和健康分数：				
压力控制	1. 我固定从事一些自己喜欢的活动	2	1	0
	2. 我很容易放松或自由地表达我的感受	2	1	0
	3. 对于那些可能成为压力的事件或情景，我能及早地做准备	2	1	0
	4. 我有一些好朋友，可以向他们诉说我的心事	2	1	0
	5. 我有自己的爱好或参加团体的活动	2	1	0

行为	测 验 题	选项得分		
		经常如此	偶尔	从来没有
	压力控制分数:			
安全	1. 开车时我会系上安全带	2	1	0
	2. 在喝酒或服用某些药物以后我会避免开车	2	1	0
	3. 开车时我会遵守交通规则	2	1	0
	4. 在使用具有伤害性的物品时,我会很小心	2	1	0
	5. 我避免在床上抽烟	2	1	0
	安全分数:			

计分与结果分析:

"经常如此"记 2 分,"偶尔"记 1 分,"从来没有"记 0 分。将每个部分所得分数相加,得到 6 项分数(注意:每个部分所得分数最高为 10 分)。

9~10 分:表示您的健康行为非常好,请继续保持。

6~8 分:表示您的健康行为还算好,但在有些方面还需要改善。

3~5 分:表示您的健康已经出现危机,需要做出努力改进。

0~2 分:表示您可能已经出现严重的健康危机,需要向有关专家咨询。

(二)心理素质测评

请您根据自己的实际情况,对下面的问题回答"是"或"否"。

1. 您认为您的头脑属于自己吗?

2. 您是否能控制自己的情感?

3. 您生活的动力来自内心世界,而不是外界环境?

4. 您是否不需要外界赞许?

5. 您是否为自己制定行动的准则?

6. 您是否不渴求公正?

7. 您是否不加抱怨地接受自己?

8. 您是否不崇拜偶像?

9. 您是否是一个实干家,而非批评家?

10. 您是否喜欢探索神奇的未知世界?

11. 您是否不以贬义的词语描述自己?

12. 您是否始终如一地爱自己?

13. 您是否能够自我发展?

14. 您是否摆脱了所有的依赖性?

15. 您是否在生命中不再埋怨和挑剔?

16. 您是否不再感到内疚与忧虑?

17. 您是否不为将来而忧虑?

18. 您是否给予他人以爱并得到他人之爱?

19. 您是否能在生活中避免动怒?

20. 您是否在生活中不再拖延时间?

21. 您是否能积极地承受失败?

22. 您是否能不经计划就自然而然地让自己保持愉快?

23. 您是否很有幽默感?

24. 您对别人待您的方式满意吗?

25. 您生活的动力是否是发展自己的潜力,而不是弥补自己的不足?

结果分析:

　　如果肯定的回答占大多数,说明心理健康;如果肯定与否定的回答平分秋色,说明心理有健康的一面,也存在着问题;如果否定的回答较多,一定要注意对自己的心理进行治疗。

(三)心理放松操

环境要求:最好配以轻松舒缓的音乐,可以选择一个舒服的坐姿。

适用范围:考生,入睡困难、梦多早醒者,自感生活压力大者。

操作效果:缓解压力,放松心情,帮助入睡、深睡。每天坚持做一次,效果明显。

1. 头部放松

(1)睁开双眼并提眉,尽可能使前额有很多抬头纹。使额部肌肉紧张,再紧张,更紧张。

放松、恢复原状、慢慢放松、尽量使额部肌肉放松。

（2）皱紧眉头，皱紧鼻子。

放松、恢复原状、慢慢放松、尽量使眉间肌肉放松。

（3）嘴角向上翘，使脸部肌肉紧张，再紧张，更紧张。

放松、恢复原状、慢慢放松、尽量使脸部肌肉放松。

（4）头向后仰，尽量向后仰，使颈部肌肉紧张，再紧张，更紧张。

放松、恢复原状、慢慢放松、尽量使颈部肌肉放松。

2. 四肢放松

（1）双肩高高耸起，使颈部肌肉紧张，再紧张，更紧张。

放松、恢复原状、慢慢放松、尽量使颈部肌肉放松。

（2）握紧双拳，使手部肌肉紧张，再紧张，更紧张。

放松、恢复原状、慢慢放松、尽量使手部肌肉放松。

（3）屈手臂，使肱二头肌等肌肉紧张，再紧张，更紧张。

放松、恢复原状、慢慢放松、尽量使肱二头肌等肌肉放松。

（4）尽力吸气，使胸部肌肉紧张，再紧张，更紧张。

放松、恢复原状、慢慢放松、尽量使胸部肌肉放松。

（5）抱拢双臂，使背部肌肉紧张，再紧张，更紧张。

放松、恢复原状、慢慢放松、尽量使背部肌肉放松。

（四）促进健康小游戏

1. 手臂上举，身体侧屈

（1）准备活动：选择一个平稳的站点，双脚自然分开，站好。

（2）手臂上举，逐渐垂直伸到头顶上方，手指互相连接在一起，保持 6 s。然后向身体的左、右侧各屈伸两次。

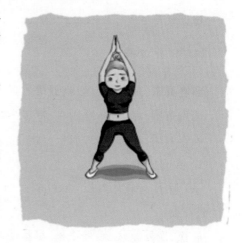

（3）手臂向上伸直，手掌相互压在一起，向身体的左、右侧各屈伸两次。

（4）重复上述动作 1 min 以上。

注意：一定要把胳膊尽量往上伸，胳膊要紧贴耳部。

此游戏简便易行，可解除精神紧张，消除全身疲劳，强化自律神经系统。

2. 旋转拇指游戏

原理：人体拇指与大脑相连，旋转拇指可增进大脑功能，激活脑细胞，动、静双向调节。

方法：在学习过程中，若感到乏力疲倦，暂停一下让双手拇指作 360°旋转，拇指尖尽量画圆圈，起初不顺，多次练习，其拇指就会有节奏地旋转，顿觉心情舒畅。

3. 脚尖站立平衡稳定法

先靠墙踮着脚尖站立着，初时不惯，有痛苦感，可以先让双脚的脚后跟稍微离开地面一些，慢慢升级，习惯之后再踮着双脚的脚尖站立，最后过渡到踮着一只脚的脚尖站立，每次 1～2 min，反复进行，如果成功了，不再靠墙壁，到旷野或操场上进行。

该游戏可调整心理状态，还能增强心脏功能，健身益智。

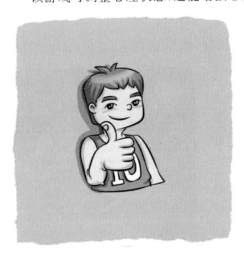
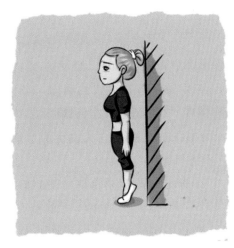

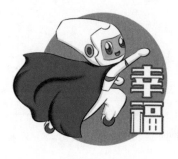

第三篇　奔奔聊生活

第一节　婚恋家庭心理调适

一、奔奔讲故事

"唉……"伴随着一声叹息,秀娟睁开了眼睛,望着漆黑的天花板,墙边的小夜灯发出隐隐幽幽的柔光。丈夫在旁边睡得很香,一只手臂还搭在秀娟的腰间,不时传来一阵阵鼾声。"又醒了。这种情况有一个月了吧?"秀娟在心里想着,白天发生的事情如同电影一样在脑海中自动回放。

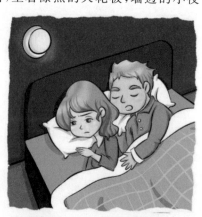

"小杨,看看你这个星期交来的报表,数据明显对不上,你怎么回事? 不要总是无精打采,一副心不在焉的样子! 赶紧更正,我明天要用!"经理把一叠文件摔在秀娟桌上,转身进了自己的办公室。

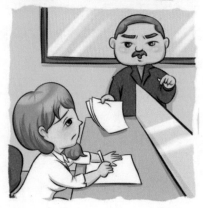

"秀娟,你这到底是怎么了? 看你最近的精神状态好像一直都不大好啊。"同事李大姐关心地问道。"谢谢李姐,我也不知道是怎么回事,有时会头痛,注意力也集中不了,心里烦躁,有种莫名其妙担心的感觉。"秀娟抚着头回答。"哎呀,杨姐,你多好呀,人长得漂亮就不说了,这么些年下来身材还能保持得这么苗

条,老公疼你,儿子懂事成绩又棒,我们都羡慕得很呢,你哪还会有什么烦心事,有

什么好担心的啊!"同事小郭在旁边说道。"我这阵子睡眠不好,晚上总睡不着,早上起来全身没劲,还头痛,前几天去医院做了个头部 CT,内科医生说一切正常,叫我放松心情。唉,不说这些了,我赶紧把报表更正一下,不然又要挨批了。"在下班前,秀娟终于把正确的报表赶了出来。

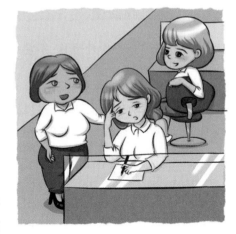

眨了眨眼,似乎面前这一片黑暗快要从眼中延伸到了心底。秀娟其实有些明白,自己的状态不佳,是从一个月前得知了老同学上官的遭遇之后开始的。可怜的上官,结婚都八年了,平时看着感情生活还不错,没想到今年她老公能为了小三,跟她离婚,伤心之下她竟然服毒自杀,幸好抢救及时才保住了性命。秀娟一边想着一边给身边的丈夫把滑落的毛毯顺手搭上。自己结婚十年了,这十年来丈夫因为工作性质,经常在外面应酬,和不同的男男女女吃饭、唱卡拉 OK 等等各种娱乐活动,他会不会有

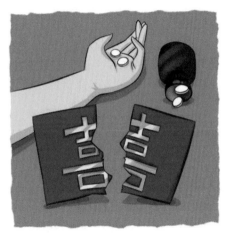

经不住诱惑的时候? 会不会未来也出现跟上官一样的情况? 维持一段婚姻的长久究竟靠什么?

望了一眼小夜灯,秀娟闭上眼睛,告诉自己不能再去想了。

自从这些个念头出现,她的焦躁不安就越来越严重,晚上翻来覆去地睡不着,即便睡着了,没一会儿就醒了,到了白天也还是各种状况不断。这样下去肯定不行的,既然在医院检查说没问题,是不是可以去公司的心理咨询室问问呢? 或许能帮上自己的忙也说不定。看看身边的丈夫,想想隔壁房间里的儿子,秀娟决定明天上班就去试试。

二、奔奔荐阅读

（一）苏联著名教育家苏霍姆林斯基写给女儿的一封信（摘选）

什么叫爱情？当上帝创造人类时，他在地球上播下了一切有生命的种子，并教会他们延续自己的后代，生出和自己同样的人。他把土地分给一个男人和女人，告诉他们怎样搭窝棚，给男人一把铲子，给女人一捧种子，然后对他们说："你们在一起过日子吧！延续后代，我要办事去了，一年之后，我再来，看看你们的情况怎么样。"

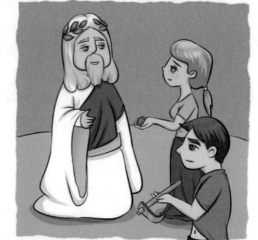

整整一年之后，有一天一大早，他和大天使来了，他看见这一对男女坐在小棚子地边，地里的庄稼已经熟了，他们身旁放着一个摇篮，摇篮里睡着一个婴儿，这一对男女时而望望天空，时而又彼此看看，就在这一瞬间，他俩的眼神相碰在一起，上帝在他们身上看见了一种不可思议的美和一种从未见过的力量。这种美远远超过蓝天和太阳、土地和长满小麦的田野。总之，比上帝所制作和创造的一切都美，这种美使上帝颤抖、惊异，以至惊呆了。

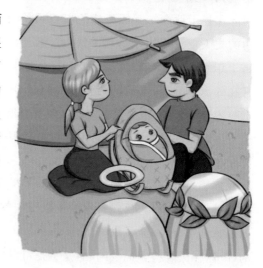

他向大天使问道："这是什么？"

"这是爱情"。

"什么是爱情？"

大天使耸耸双肩。上帝走向这对男女，问他们什么是爱情，但是，他们无法向他解释，于是，上帝恼火了，他说："那么，好吧！我要处罚你们，从即刻开始，你们要变老，你们生命的每一小时，都要消耗掉一点你们的青春和精力！五十年后我再来，看看你们的眼神里表现出什么，人……"

五十年后,他和大天使又来了。他看见了一座非常好的小木屋代替了原来的小棚子,草原上修起了花园,地里的庄稼已经熟了,儿子们正在耕种,女儿们正在收麦,孙子们正在绿草地上玩耍。在小木屋门前坐着一个老头和老太婆,他们时而看看红色的朝霞,时而又彼此望望。上帝从他俩的眼神里看见了更加美丽和更加强大的力量,而且好像又增加了新的东西。

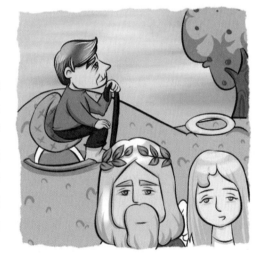

"这是什么?"上帝问大天使。

"忠诚"。大天使回答说。但是,他还是不能解释。

上帝更恼火了,他说:

"人!你们为什么没有老多少?那好吧,你们的日子不长了,以后我再来,看看你们的爱情将变成什么。"

三年后,他与大天使又来了。他看见男人坐在小山坡上,一双眼睛呈现出非常忧虑的神色,但是,却仍然表现出那种不可思议的美和力量,已经不仅仅是爱情和忠诚,而且蕴藏着一种新的东西。

"这又是什么?"他问大天使。

"心头的记忆"。

上帝手握着自己的胡须,离开了坐在小山坡上的老头,面向着麦田和红色的朝霞,他看见,在金色麦穗旁边站着一些青年男女,他们时而看看布满红色朝霞的天空,时而又彼此看看……上帝站了很久,看着他们,然后深深地沉思着走了,从此以后,人就成了地球上的上帝了。

我的小女儿,这就是爱情!世上各种有生命的东西生活、繁殖,成千上万地延续自己的有生命的后代。但是,只有人懂得爱。而且说实在的,只有在他善于像人那样去爱的时候,他才是一个真正的人。如果他不懂得爱,不能提到人性美的高度,那就是说他只是一个能够成为人的人,但是还没有成为真正的人。

(二)恋爱中的成长任务(张怡筠,台湾著名心理学家)

一段感情的成功与否,不是看是否还牵手,而是由感情品质而定,很多时候牵手不代表成功,分手不代表失败。关键是看在这段感情中你是否完成了两件重要的恋爱心理任务。你是否更了解自己的需求,你是否已学会疼爱别人?

爱的反面不应该是恨,而应该是淡忘。那为什么有些人的爱会变成恨,而不能成为淡忘呢,那是因为他在爱里面,丢失了自信。因此,我们每一个人在恋爱中都有两项重要的心理任务:

一要更了解自己。除自我认知概念外,让两性恋爱中的自己更完整清晰地呈现出来。

二要培养我们爱人的能力,从习惯被爱开始学会爱人。

而如果希望爱情能够天长地久,则可以制订一个三乘三的保鲜计划——"三 A 计划",即一天 3 次,一次 3 min。

第一个是 Attention,全神贯注。在日常生活中,我们能给别人最好的礼物是时间,放下你手边的所有事情,关掉手机专心地听对方说话。

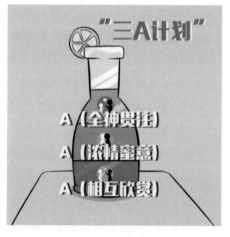

第二个是 Affection,浓情蜜意。通过更多非语言沟通即肢体语言,来表达情感。没事多抱抱对方,用恰当的身体接触方式使对方感觉舒适与放松。

第三个是 Appreciation,相互欣赏。每一个成熟的女性身体里都有个非常幼稚的小女孩,每一个幼稚小女孩体内都有个幼稚的小问号,那就是我到底有没有讨人喜欢。在这个时候你需要学会称赞对方,当然称赞对方外貌、身材是个不错的选择,或者她照顾家庭的能力及外部工作的能力也是不可忽视的。

当然,每一个成熟的男性身体里都有个非常幼稚的小男孩,每一个幼稚的小男孩体内都有个可笑的小问号,那就是我有没有让人家瞧不起? 不管多成熟的男性,这个小问号依然存在。学会给他肯定,从来没有什么事情比爱更动容。如果现在觉得生命中有一些不完整的地方,很可能就是这个功课还没有做完。

爱情其实有规律可循,如果遵循这些心理情绪需求,当最后一次对对方说我爱你的时候,我们会了无遗憾。对逝去的人最好的纪念方式是继承她或他的品质继续好好地生活下去。

(三)失恋及其调节方式

有一个被女友抛弃的男孩找心理咨询师,说他女朋友现在过得很好,感到愤恨难平。咨询师问他为什么。

他说:"我们在一起时发过誓的,先背叛感情的人在一年内一定会死于非命,但是现在两年了,她还活得很好。老天是不是太没有眼睛,难道听不到人的誓言吗?"

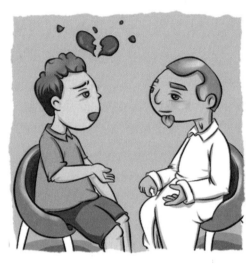

咨询师告诉男孩:"如果人间所有的誓言都会实现,那人类早就绝种了。因为谈恋爱的人,除了没有真正感情,全都是发过重誓的,如果他们都死于非命,这世界还有人类存在吗? 老天不是无眼,而是知道爱情变化无常,我们的誓言在智者的耳中不过是戏言罢了。"

"人的誓言会实现是因缘加上愿力的结果。"咨询师说道。

"那我该怎么办呢?"男孩问咨询师。

咨询师对男孩说了一个寓言:从前有一个人,用水缸养了一条最名贵的金鱼。有一天鱼缸打破了,这个人有两个选择,一个是站在水缸前诅咒、怨恨,眼看金鱼失水而死;一个是赶快拿一个新水缸来救金鱼。

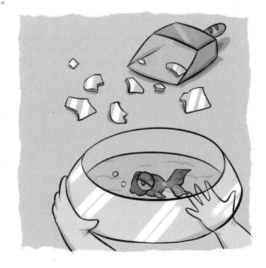

"如果是你,你怎么选择?"咨询师问。

"当然拿水缸来救金鱼了。"男孩说。

"这就对了，你应该快点拿水缸来救你的金鱼，给它一点滋润，救活它，然后把已经打破的水缸丢弃。一个人如果能把诅咒、怨恨都放下，才会懂得真正的爱。"

男孩听了，面露微笑，欢喜地离去。

有人说："誓言都是骗人的。"可是你知道吗？当一个人说要和你一生一世时，在那一时刻她真的是那么希望的，只是由于许许多多的外界原因，使许多人不得不背弃誓言。所以，当你的鱼缸破碎时，不要一味地沮丧，赶快找个新的鱼缸吧！在任何时候，都不要对爱失望！

（四）和谐婚姻家庭关系的构建

婚姻，以情感作为纽带连接人与人的关系；家庭，以血缘为中枢牵扯彼此的生活。

对于婚姻而言，首先，必须有感情基础。有了感情基础，双方才能互尊互爱。互尊互爱，并不是占有、控制，适度的私人空间，对于婚姻更能添一份亲近。适时地给予关怀，对婚姻关系更为有利。互尊，是站在对方的角度，从对方的处境考虑对方的心情，许多矛盾便能迎刃而解。尊重对方的态度，也能获得对方的尊重。

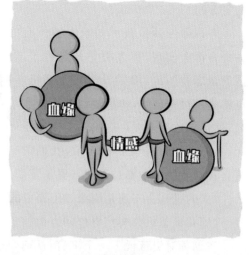

其次，信任。在双方结合之后，信任是维护彼此婚姻关系的重要基石。

许多人对配偶有诸多怀疑。怀疑是一剂毒药，越是怀疑越是造成自己的痛苦与对方的痛苦，最终，双方都会因为怀疑而失去对对方的信任。

和谐的婚姻家庭关系中，家庭主人与长辈的关系占据着重要的地位。人只要成家，就要面临双层的父母关系，如何平衡这层关系，在于平等对待。

双方的父母都是赋予了彼此生命的重要的人，必须正确对待尊重，在这样的基础上才能建立夫妻和睦友爱的关系。有时，家庭往往为父母的事而闹得满城风雨，长期下去就会引发家庭矛盾，后果是可怕的，也是悲哀的。如何搞好婚姻家庭关系，这是关系到一个合法婚姻家庭健康成长的重要因素之一。所以，必须建立和谐的关系，以维护家庭圆满、家庭的幸福生活。还有子女的培育与和谐关系的发展，这也是十分重要的关系。

子女是父母的爱情结晶,凝聚着整个家庭的爱与情,如何培育孩子成才,茁壮成长是家庭的焦点。孩子是天真无邪的,后天教育很重要,至于如何培育,如何促进其健康成长,完成家长的寄托是问题的关键所在。在孩子的身上倾注爱和情是一样的,只是方式不同罢了。

家庭与邻里的关系也是重要的关系,它对维护和谐家庭的稳定有着不可低估的作用。社会是一个大家庭,而家庭是其中的一分子,所以,构建和谐家庭与社会的融洽关系也是日常生活中不可缺少的关系之一。人际关系是一门学问,尤其是在朝夕相处的夫妻和家人之间。没有任何一个人能保证自己的婚姻家庭无虞,因为人与人时刻发生着众多联系,不断磨合,不断适应,不断理解彼此,才能将和谐的婚姻与家庭共筑。

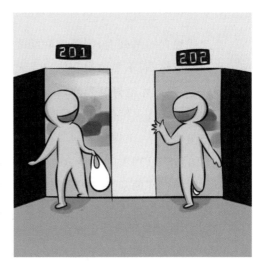

三、你来问,奔奔答

(一)健康的爱情和不健康的爱情怎么区别?

心理学家根据恋爱中对爱情的追求,把爱情分为健康的和不健康的两大类:

1. 健康的爱情表现

(1)不痴情过分,不咄咄逼人,不显示自己的爱情占有欲,能够充分尊重对方。

(2)将爱情给予对方比向对方索取爱情更使自己感到欢欣,并以对方的幸福为自己的满足。

(3)爱情是彼此独立的个性的结合。

2. 不健康的爱情表现

(1)过高地评价对方,将对方的人格理想化。

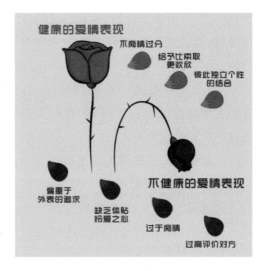

（2）过于痴情，一味地要求对方表露爱的情怀。

（3）缺乏体贴怜爱之心，只表现自己强烈的占有欲。

（4）偏重于外表的追求。

（二）恋爱关系中如何体现自爱？

在自我独立的基础上，用情感联结爱人。也就是说，伸到爱人身上的触手，只有一只——情感，而不是控制和依赖。无论你和爱人有多么靠近，你也要独自面对自己的问题，对方才能好好爱你。

当你不再以爱人短信或电话的数量，或反应速度来试探爱；当你不再要求对方时刻有空陪伴自己；当你拥有自己的圈子和时间表，而不只是围着爱人转时；当你不再让爱人替你处理人际关系、职业选择等问题时……你会发现被爱其实很容易。

而你对"被爱"的定义，也不再仅仅停留在被宠爱、被照顾这么狭隘的领域上，而升华为希望从与爱人的相遇相爱中认识到自己所不具备的价值。

这就是两个人的爱大于一个人的道理。当被爱成为一种崭新的自我认识，你将变成一个爱的发动机，并且获得生生不息的爱。

（三）好男人的标准是什么？

看一个男人是不是好男人有三个基准：负责、尊重和稳定。

负责，意味着他能对自己所说过的话负责，意味着他能对自己的行为产生的后果负责，有担当。

尊重，则是指他能够尊重自己的另一半，就是我们通常所说的，你和他之间建立的是"伙伴式关系"，你们相处的方式是平等的。

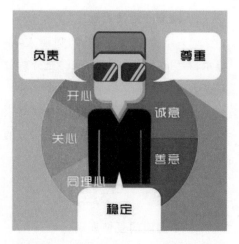

另外，他还要是一个情绪稳定的人。有些人情绪容易大起大落，这样的人很难维持一段长久的关系。

上面说的只是好男人的基准。如果我们把条件再抬高成精品男人的话，还可以归纳出所谓"三心二意"的基准。

第一个"心"是开心。他自己应该是一个开朗的人，这会让和他一起相处的人也感到心情愉快。

第二个"心"是关心。关心意味着体贴,这是所有女生都很容易理解的。

第三个"心"是同理心。什么叫同理心?就是设身处地为别人着想的能力。同理心是尊重的来源,也是情侣间解决冲突时最重要的能力。

还有两"意":

第一个"意"是诚意。诚意意味着真诚,真诚又是负责的基础。

第二个"意"是善意,即能用善意的方式去解读情侣的行为。这是很多人在与情侣相处时很难做到的,比如对方不小心迟到时,用恶意的解读方式来理解,就会开始责怪对方:你不在乎我!

（四）男性在恋爱婚姻中的情绪需求是什么?

（1）自身的能力被肯定。他时常会关心是否有让人瞧得起。

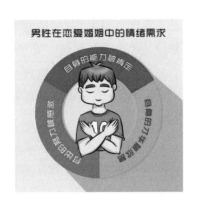

（2）自身的才华被欣赏。也许他有些嗜好和才华与其工作完全不相干,但你仍需学会喜爱和尊重。

（3）付出的努力被感激。他对你以及对这段感情所做的努力需要被感激。

（五）女性在恋爱婚姻中的情绪需求是什么?

（1）时常被关怀。她往往通过日常的唠叨来表示她需要你在,因此请你耐心倾听。

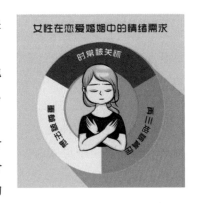

（2）再三地被肯定。她可能一而再、再而三地询问你是否爱她。其实她只是需要再三地被肯定,需要你给她信心。

（3）想法被尊重。她的想法可能不一定符合你自己的道理,但她却是在向你表达她愿意与你分享她的想法,希望在分享情绪种种时增进彼此的感情。

（六）婆媳关系如何协调？

1. 心理对策一：感恩

如果没有婆婆从小含辛茹苦地培养丈夫长大成才，也就没有你现在的好丈夫和你幸福的婚姻生活——这样想会让媳妇心中对婆婆多年来的努力付出心怀一份感恩，自然对婆婆有时候的一些过激行为与语言少一份愤怒和不满，多一份理解和包容。这份发自内心的感恩被婆婆感受到时，会弥补自己内心失去儿子的巨大失落感和不平衡感，进而对媳妇的愤怒和攻击就会少许多。

2. 心理对策二：保持心理上的距离

有人说我会好好孝敬婆婆，让婆婆把自己当成女儿对待，这是一个很好的理想。从潜意识来说，中国的母亲很难把儿媳当成自己的女儿，因为从小到大对儿子投入了太多的感情。儿子结婚虽说会很欣慰，但往往也伴随着心理上和感情上的巨大失落。所以，请理解婆婆内心这种矛盾的感情。如果与婆婆心理上走得太近，潜意识中对婆婆会有更多的心理期待，期待如果落空，会更容易受伤和心寒。

3. 心理对策三：关注婆婆的情感需求

如果母亲对儿子投注太多的感情，往往是因为自己的婚姻和与丈夫的关系上有情感缺失，进而来通过儿子补偿。所以你和你的爱人要理解婆婆的心理，可以考

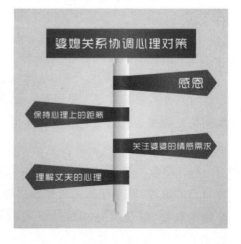

虑怎样一起来帮助和促进你的婆婆和公公感情越来越好，同时和丈夫要经常给予婆婆物质上和心理上的关爱，让婆婆感受到，即使儿子娶妻成家了，对自己的关爱也没有减少。

4. 心理对策四：理解丈夫的心理

婆婆和妻子的冲突中，潜意识的台词就是在争夺同一个男人的爱。妻子需要在心理上接受对于自己的丈夫来说，生命中有两个同样最为重要的女人，一个是母亲，一个是自己。

在婆媳关系的一些事情的处理上，妻子往往希望丈夫的立场站在自己这边，这不仅让丈夫左右为难，还会觉得妻子不够懂事和包容，聪明的妻子应该让丈夫站在

婆婆的角度上去思考和行动,丈夫的内心会觉得妻子既理解自己又通情达理识大体,夫妻之间的感情和默契自然会更深。

四、和奔奔一起玩测试与训练

(一)恋爱观测量表

下面有 16 个问题,每个问题都有四个答案,请选择最符合自己心理状态的一个答案,然后根据后面的评分方法算出自己的得分。

1. 您对爱情的幻想是( )。

A. 具有令人神往的浪漫色彩 　　B. 能满足自己的情欲

C. 使人振奋向上 　　D. 没想过

2. 您希望同您恋人的结识是这样开始的,( )。

A. 在工作和学习中逐渐产生感情

B. 从小青梅竹马

C. 一见钟情,卿我难分

D. 随便

3. 您对未来妻子的主要要求是( )。

A. 善于理家 　　B. 别人都称赞她的美貌

C. 顺从您的意见 　　D. 能在多方面帮助自己

4. 您对未来丈夫的主要要求是( )。

A. 有钱或有地位 　　B. 为人正直,有上进心

C. 不嗜烟酒,体贴自己 　　D. 英俊、有风度

5. 您认为巩固爱情的最好途径是( )。

A. 满足对方的物质要求 　　B. 用甜言蜜语讨好对方

C. 对恋人言听计从 　　D. 努力使自己变得更完美

6. 在下列爱情格言中您最喜欢( )。

A. 生命诚可贵,爱情价更高

B. 爱情的意义在于帮助对方提高,同时也提高自己

C. 有福共享,有难同当

D. 爱情可以使我牺牲一切

7. 您希望恋人同您在兴趣爱好上（　　　）。

A. 完全一致　　　　　　　　　B. 虽不一致，但能互相照应

C. 服从自己的兴趣　　　　　　D. 没想过

8. 您对恋爱中的意外曲折是这样看的，（　　　）。

A. 最好不要出现　　　　　　　B. 自认倒霉

C. 想办法分手　　　　　　　　D. 把它作为爱情的考验

9. 当您发现恋人的缺点时，您是（　　　）。

A. 无所谓　　　　　　　　　　B. 嫌弃对方

C. 内心十分痛苦　　　　　　　D. 帮助对方改进

10. 您对家庭的向往是（　　　）。

A. 能同爱人天天在一起　　　　B. 人生有个归宿

C. 能享受天伦之乐　　　　　　D. 激励对生活的追求

11. 自己有一位异性朋友时，您是（　　　）。

A. 告诉恋人，并在对方同意下才继续同异性朋友交往

B. 让对方知道，但不允许对方干涉自己

C. 不告诉对方，因为这是自己的权利

D. 可以告诉，也可以不告诉，要看恋人的态度

12. 看到一位比恋人条件更好的异性对自己有好感，您是（　　　）。

A. 讨好对方

B. 保持友谊，但在必要时向对方说明真相

C. 十分冷淡

D. 听之任之

13. 当您迟迟找不到理想的恋人时，您是（　　　）。

A. 反省自己的择偶标准是否切合实际

B. 一如既往

C. 心灰意冷，对婚姻问题感到绝望

D. 随便找一个算了

14. 当您所爱的人不爱您时，您是（　　　）。

A. 愉快地同对方分手　　　　　B. 毁坏对方的名誉

C. 千方百计缠住对方　　　　　D. 不知所措

15. 您的恋人对您不道德变心时，您是（　　　）。

A. 采取"您不仁我不义"的报复措施

B. 到处诉说对方的不是

C. 只当自己瞎了眼

D. 从中吸取择偶交友的教训

16. 您认为理想的婚礼是(　　　)。

A. 能留下美好而有意义的回忆　　　B. 讲排场,为别人所羡慕

C. 亲朋满座,热闹非凡　　　　　　D. 双方父母满意

计分与结果分析:

题号	A	B	C	D	题号	A	B	C	D
1	2	1	3	0	9	1	0	2	3
2	3	2	1	1	10	2	1	1	3
3	2	1	1	3	11	3	2	1	1
4	0	3	2	1	12	0	3	2	1
5	1	0	2	3	13	3	1	0	1
6	2	3	2	1	14	3	1	0	1
7	2	3	1	0	15	0	1	2	3
8	1	2	0	3	16	3	0	1	1

40 分以上:您的恋爱观基本正确。

32～39 分以上:您的恋爱观还可以。

32 分以下:您的恋爱观不够正确,应该注意改进。

如果这 16 个问题中有一半左右您不知道怎么回答,则表示您的恋爱观还游移不定,那就需要尽早确定。

(二) 您让伴侣有安全感吗?

安全感是在感情中相当重要的一环。如果您去上瑜伽课您觉得哪一方面最困难?

A. 柔软度不够　　　　　　　　　B. 怕体力不支

C. 呼吸不顺畅

结果分析:

选择 A:这类型的人对自己要求很高,自信心又很强,不管在任何场合只要出

现就会成为异性的焦点,再加上心地善良不忍心拒绝别人,所以另一半容易没有安全感。

选择 B:这类型的人个性浪漫又随性,再加上花蝴蝶的个性让异性觉得很有机会,所以会让另一半觉得他好像到处放电。

选择 C:这类型的人个性非常细腻又用心,待人处世有分寸,很在乎另一半的感受,所以他跟异性都会保持一段安全距离,让另一半很放心。

(三) Olson 婚姻质量问卷

(ENRICH)

该问卷是了解您的婚姻状态的。虽然它不能预测您的婚姻是否成功,但可以发现婚姻中可能存在和需要解决的问题,有助于得到专家的指导。希望您如实填写,不要征求他人的意见,独立完成。请注意,条目中的"我们",均是指您和您的配偶。

每一个条目均采用 5 级评分制,具体标准如下:

1 分——确定是这样;

2 分——可能是这样;

3 分——不同意也不反对;

4 分——可能不是这样;

5 分——确实不是这样。

1. 我们都喜欢同一类的社会活动。
2. 向配偶表达我真实的感受是非常容易的。
3. 对他(她)所受到的有关思想道德的教育我是认同的。
4. 为了尽早结束争吵,我常立即让步。
5. 在我们家里,父亲与孩子待在一起所花的时间不够。
6. 当夫妻间出现矛盾时,我的配偶常沉默不语。
7. 亲友中一些人使我们的婚姻变得紧张。
8. 我的配偶过于挑剔或经常持否定的观点。
9. 我完全满意配偶对我的感情。
10. 我和配偶就如何采取最佳方法解决矛盾常常意见不一致。
11. 我认为夫妻双方对信仰应有相同的理解。

12. 我认为妇女主要应待在家里。

13. 有时,我对配偶的脾气很在意。

14. 我不喜欢配偶的性格和个人习惯。

15. 为了使性关系保持乐趣,我们尝试找一些新的办法。

16. 有时,我希望配偶别乱花钱。

17. 我的配偶似乎缺少时间与精力与我一起娱乐。

18. 我宁愿做别的任何事情,也不愿独自待一个晚上。

19. 我非常满意夫妻双方在婚姻中承担的责任。

20. 我和配偶对怎样花钱总是意见一致。

21. 我很满意我们对抚养子女的责任分工。

22. 共同的信仰有助于我们的关系发展。

23. 如果夫妻双方都有工作,丈夫应该与妻子承担同样多的家务劳动。

24. 有时,我对配偶显得不愉快和孤僻感到担心。

25. 我担心配偶可能在性方面对我不大感兴趣。

26. 我们很难在经济安排上做出决定。

27. 我们为亲友花费的时间很恰当。

28. 对配偶兴趣或爱好过少,我很在意。

29. 除非经济上需要,我的妻子不应外出工作。

30. 我的配偶抽烟和/或饮酒成问题。

31. 与配偶参加社交活动,我很少感到压力。

32. 我不满意夫妻间的交流,我配偶并不理解我。

33. 对于我们家怎样和在何处度假,我总是觉得满意。

34. 我们夫妻间完全相互理解。

35. 在管教子女方面,夫妻意见一致。

36. 我非常满意我们作决定和解决冲突的方式。

37. 有时,我的配偶不依赖我,不总是人云亦云。

38. 对于家庭应储蓄多少钱的决定,我感到满意。

39. 当讨论某一问题时,我通常感到配偶是理解我的。

40. 我的配偶有时发出一些贬低我的意见。

41. 与配偶谈论性问题,对我来说是很容易和轻松的。

42. 我的配偶对我的每一次情绪变化都能完全理解并有相同的感受。

43. 在我们的婚姻中,妻子应更加顺从丈夫的愿望。

44. 当我们与别人共处时,有时我为配偶的行为感到不安。

45. 我们都知道我们所欠的债务,而且它不成问题。

46. 我的信仰是影响我们婚姻的一个重要部分。

47. 有时,我担心配偶会有寻求婚外性关系的想法。

48. 我认为配偶与他/她的家里过于密切或受其影响太大。

49. 子女似乎是我们婚姻中矛盾的一个主要来源。

50. 我们对所需子女的数量意见一致。

51. 我们按我们的经济实力有规律地花钱。

52. 我不满意我们的经济地位相决定经济事务的方法。

53. 我非常满意我们的业余活动和夫妻一起度过的时间。

54. 有时,我不敢找配偶要我需要的东西。

55. 即使妻子有工作,也应该负担管理家务的责任。

56. 夫妻双方在与信仰有关的活动中意见不一。

57. 与我的或配偶家的亲戚在一起,我感到不愉快。

58. 当我遇到困难时,我总是告诉配偶。

59. 我的配偶对子女的关注超过对我们的婚姻,这使我不舒服。

60. 我觉得我们的假期和旅游过得很好。

61. 我们家丈夫是一家之主。

62. 对我来说,我们的性关系是满意与完美的。

63. 有时,我的配偶太固执。

64. 我们的婚姻是非常成功的。

65. 与配偶一起祈祷对我很重要。

66. 我希望配偶更愿意与我分享他/她的感受。

67. 有了孩子,使我们的婚姻关系更密切。

68. 我的配偶喜欢我所有的朋友。

69. 我不愿对配偶表示出很温柔,因为它经常被误认为是一种性的表示。

70. 我觉得我们的婚姻关系缺少某些东西。

71. 有时在一些不重要的问题上我们常产生严重的争执。

72. 我感到夫妻双方没有花费足够的时间一起度过业余空暇。

73. 有时,我很难相信配偶告诉我的每一件事。

74. 我尽量避免与配偶发生冲突。

75. 对于我们来说,丈夫的职业比妻子的职业更重要。

76. 我觉得我们的婚姻受到思想道德观念影响。

77. 我们的经济已变得紧张,如负债过多。

78. 配偶经常拖拖拉拉,使我很烦恼。

79. 有时,我觉得夫妻之间的争执没完没了,总得不到解决。

80. 如果家里有很小的子女,妻子不应外出工作。

81. 我经常不把我的感受告诉配偶,因为他/她应该体会得到。

82. 对于我们的夫妻之间怎样表达情感与性有关的事,我很满意。

83. 当夫妻间出现意见不一时,我们开诚布公地交流感受和决定怎样来解决它。

84. 除非与配偶在一起,否则我很少开玩笑。

85. 我们很注重决定怎样把钱花在最重要的事情上。

86. 有时我的配偶与朋友在一起的时间太多。

87. 我和配偶在对子女进行思想道德教育方面有不同的意见。

88. 对于承担父母的责怪分工上,我不满意。

89. 爱配偶,使我更深地体会到:爱是伟大的。

90. 我觉得双方的父母过高地期望得到我们的关心与帮助。

91. 我非常满意夫妻之间相互谈话的方式。

92. 我觉得我们的父母给我们的婚姻造成问题。

93. 我很烦恼,没有配偶的允许我不能花钱。

94. 自从有了孩子,夫妻间很少有时间单独在一起。

95. 对于配偶的喜怒无常,有时我感到束手无策。

96. 我经常感到配偶没有认真对待我们的分歧。

97. 在我们家里,丈夫在大多数重要的事情上应有最后的决定权。

98. 因为担心配偶发脾气,所以我不总是把心里的一些烦恼告诉他/她。

99. 我不满意我们与双方父母、朋友的关系。

100. 我和配偶对我所受的思想道德方面的教育意见不一。

101. 我从不后悔与我父母的关系,哪怕是一瞬间。

102. 应该为子女做多少事,是我们发生冲突的一个原因。

103. 我确实很高兴与配偶所有的朋友来往。

104. 因为我们的信仰,我和我的配偶觉得很亲密。

105. 妻子在重要问题上应该相信与接受丈夫的判断。

106. 有时,我很在意配偶的性兴趣与我的不一致。

107. 我很满意关于家庭计划和生育子女数的决定。

108. 我不在意配偶与异性朋友在一起。

109. 我说话时,配偶总是认真听着。

110. 我很在意谁管钱。

111. 配偶采用不公平的方式同意或拒绝性生活,使我很烦恼。

112. 当我们争吵时,我通常不去想这是我的过错。

113. 对于我们的宗教信仰与价值观,我觉得很好。

114. 我的配偶在一起和分开度过的业余时间分配很公平。

115. 有时,我认为配偶过于盛气凌人。

116. 我认为任何生活在一起的配偶都没有我们夫妻和睦。

117. 有时我觉得对配偶感觉不到爱和感情。

118. 有时,配偶做一些使我不愉快的事。

119. 如果配偶有何过错,我也没意识到。

120. 即使世界上每一个异性都愿与我结婚,我也不能做出比现在婚姻更好的选择。

121. 我们夫妻比世界上任何人都相互适应得好。

122. 关于配偶的每一件新鲜事都使我高兴。

123. 我们的关系比它应有的状况更好。

124. 当我和配偶在一起时,我觉得任何人都不可能比我们幸福。

结果分析:

ENRICH 内容包括过分理想化、婚姻满意度、性格相融性、夫妻交流、解决冲突的方式、经济安排、业余活动、性生活、子女和婚姻、与亲友的关系、角色平等性及信仰一致性共 12 个因子。

如果其条目为"负性",如 32 条,"我对夫妻间的交流不满意,我的配偶并不了解我",该项则从"确实是这样"到"确实不是这样"1～5 分计分。如果其条目为"正性",如 36 条:"我对夫妻间解决冲突和作决定的方式满意",则从"确实是这样"到"确实不是这样"5～1 分计分,依此类推。

"负性"条目有：3、4、5、6、7、8、10、12、13、14、16、17、18、24、25、26、28、29、30、32、37、40、43、44、47、48、49、52～57、59、61、63、64、66、69～75、81、84～88、90、92～100、101、105、106、111、115、117、118、123。

其余为"正性"条目。

ENRICH 的统计指标主要为总分和因子分。

1. 总分

将 124 条各个单项分相加，即为总分，评分高即表示婚姻质量好。

2. 因子分

12 个因子中每一因子都着重反映受试的婚姻某一方面的情况。将该因子所含条目的得分相加，即为因子分。各因子特点如下：

(1) 过分理想化：该因子包括 34、42、64、70、101、116～124 共 14 条。测定受试对婚姻的评价是否过于理想化。评分高，表明受试者对婚姻的评价感情色彩浓，多见于婚前的情侣；评分低，表明受试者对婚姻的评价比较现实，多见于寻求婚姻咨询的配偶当中。

(2) 婚姻满意度：包括 14、19、32、36、52、53、82、88、99、113 共 10 条。该因子通过测定婚姻 10 个方面的满意度，得出总的满意度。评分高，表明婚姻关系大多数方面是和谐与满意的；评分低，反映婚姻不满意。

(3) 性格相容性：包括 8、13、24、30、37、44、63、78、95、115 共 10 条。该因子测定受试者对配偶行为方式的满意程度，主要是性格，但也包括饮酒、吸烟等。评分高，表明满意配偶的行为方式；评分低，表示不满意，并难以相容。

(4) 夫妻交流：包括 2、6、40、54、66、73、81、91、98、109 共 10 条。该因子测定受试者对夫妻间角色交流的感受、信念与态度。主要包括对配偶发出与接受信息的方式评价；对夫妻间相互分享情感与信念程度如何的主观感受，以及对夫妻间交流是否恰当的评价。评分高，表明受试者对夫妻交流方式与交流量感到满意；评分低，表明交流有缺陷，需要改善交流技巧。

(5) 解决冲突的方式：包括 4、10、39、58、71、74、79、83、96、112 共 10 条。测定受试者对夫妻中存在的冲突与解决方式的感受、信念及态度。主要包括夫妻对识别与解决冲突是否坦诚相见，对其解决方式是否感到满意。评分高，表明对解决冲突的方式满意，大多冲突都能解决；评分低，表明冲突往往不能解决，对解决方式也不满意。

(6) 经济安排：包括 16、20、26、38、45、51、77、85、93、110 共 10 条。测定受试

者对夫妻管理经济方法的态度。主要包括受试者经济开销的习惯与观念,对家庭经济安排的看法。夫妻间经济安排的决定方式以及受试者对家庭经济状态的评价。评分高,表明受试对经济安排满意,对经济的开销持实际的态度;评分低,表明夫妻间在经济安排上有矛盾。

(7) 业余活动:包括1、17、18、28、31、33、60、72、84、114共10条。测定受试者业余活动的安排与满意度。主要包括业余活动的种类,是集体性的还是个人的,是主动参与还是被动参与,是夫妻共同参加的还是单独活动。以及受试者对业余活动的看法,是应该夫妻共同活动好还是应保持相对的个人自由。评分高,反映夫妻业余活动是和谐、灵活、有共感的;评分低,反映夫妻业余生活有矛盾。

(8) 性生活:包括9、15、25、41、47、62、69、106、107、111共10条。测定受试者对夫妻感情与性关系的关注度和感受。主要包括夫妻情感表达、性问题交流的程度;对性行为与性交的态度以及是否生育子女等。评分高,表示受试者对夫妻间情感表达满意,对性角色的状况满意;评分低,表示不满意。

(9) 子女和婚姻:包括5、21、35、49、50、59、67、87、94、102共10条。测定受试者对夫妻双方担任父母角色的满意度,对生育子女的看法,对管教子女的意见是否统一,对子女的期望是否一致等。评分高,表示对上述内容意见统一、满意;评分低,表示不满意或有某一方面的矛盾。

(10) 与亲友的关系:包括7、27、48、57、58、86、90、103、108共10条。测定受试者对夫妻双方与亲友关系的感受。主要包括与双方亲友一起度过的时间量,对与亲友一起活动的评价,是否与亲友间存在潜在的冲突以及亲友对该婚姻的态度等。评分高,表示夫妻双方与亲友关系和谐;评分低,表示与亲友间存在潜在的冲突。

(11) 角色平等性:包括12、23、29、43、55、61、75、80、97、105共10条。测定受试者对婚姻关系中承担的各种角色的评价。包括家庭角色、性角色,父母角色以及职业角色等。评分高,表示受试者主张男女平等,希望夫妻角色公平分配;评分低,表示受试主张传统的夫妻角色与责任分配。请注意,评分高低不表明对夫妻角色分配的满意度。例如,Olson研究发现,评分低的女性婚姻满意度高于评分高的女性。但如果夫妻双方评方均高,表示夫妻和谐度高。

(12) 信仰一致性:包括3、11、22、46、56、65、76、89、104共10条。测定受试者有关婚姻的观念及对夫妻双方信仰的评价。评价高,表明受试者更倾向于持有传统的婚姻观念;评分低,表明受试者倾向于不受传统观念的束缚。双方评分一致,表明夫妻双方信仰一致,均高者表示双方均着重传统的婚姻观念。夫妻一方评分高,一方评分低,低者更可能是冲突的来源。

ENRICH量表的12个因子,可根据研究或咨询需要选用某1个或几个因子,表1是ENRICH11个因子的常模。

表 1　ENRICH 常模

		男				女	
		SD	值围			SD	值围
1. 婚姻满意度	37.31	6.45	13～50		37.04	7.03	10～50
2. 性格相容性	34.58	5.96	16～49		34.43	6.35	16～49
3. 夫妻交流	34.90	6.05	15～50		34.10	6.94	14～50
4. 解决冲突的方式	34.05	5.84	11～50		33.85	6.43	13～50
5. 经济安排	37.16	6.33	14～50		37.65	6.78	12～50
6. 业余活动	33.99	3.90	22～46		34.81	4.38	21～50
7. 性生活	37.09	6.62	16～50		37.60	6.90	14～50
8. 子女与婚姻	38.35	5.58	20～50		38.25	5.72	19～50
9. 与亲友的关系	37.52	5.63	17～50		38.55	5.90	15～50
10. 角色平等性	28.86	5.45	13～48		28.06	5.80	13～50
11. 信仰一致性	39.04	6.58	13～50		40.04	6.26	18～50

(四)蒙眼作画训练游戏

目标:

1. 使学员明白单向交流方式与双向交流方式可以取得不同的效果。

2. 说明当我们集中所有的注意力去解决一个问题时,可以取得更好的结果。

游戏过程:

所有学员用眼罩将眼睛蒙上,然后分发纸和笔,每人一份。要求蒙着眼睛将他们的家或者其他指定的东西画在纸上。完成后,让学员摘下眼罩欣赏自己的大作。

讨论:

1. 为什么当他们蒙上眼睛,所完成的画并不是他们所期望的那样?

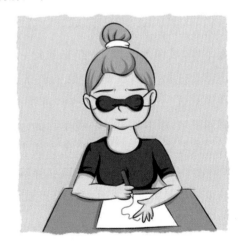

2. 恋爱过程中，我们是不是也遇到了同样的问题？对方展示的是他自己吗？

变化：

1. 让每个人在戴上眼罩前将他们的名字写在纸的另一面。在他们完成图画后，将所有的图片挂到墙上，让学员从中挑选出他们自己画的那幅。

2. 教员用语言描述某一样东西，让学员蒙着眼睛画下他们所听到的，然后比较他们所画的图并思考，为何每个人听到的是同样的描述，而画出的东西却不同，恋爱和婚姻中对对方表达的语言或非语言的理解，是不是也出现过这样的情况呢？

第二节　亲子关系心理调适

一、奔奔讲故事

一名高二女生给妈妈的一封信（摘选）

妈妈，我不想跟你说话，因为一说话，我们又会开始吵架。一吵架我就又想要离开这个家。可老师找我谈了好久，让我知道不应该和父母一直以这种状态持续下去。所以我就写了这封信，如果你不想看下去，或是让他又撕了这封信，那么这个女儿你们就当作没有了吧！

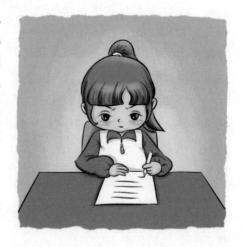

我想说，我恨你们！恨你的丈夫！从小到大，小学、初中，每次考试，不管我考得好不好，成绩怎么样，他都要骂我一顿，要不就是打我一顿，我知道，他从来都没有对我满意过！他难得回家一趟，可每次回来就问成绩，根本就不关心我学习的过程，只关心我考试的结果。你说，他有能力，从一个中专生到今天能当上车间主管不容易。我也曾经佩服过他。可现在呢？现在我对他除了恨，没有别的感觉！

　　我记得从初中开始,他就经常翻我的东西,偷看我的日记,他关心的就是这些东西,他根本不关心我的学习,从来不查看我的作业。等到考试结束就只看我考的分数,问我们班第一名是多少分,我考的是多少分,考得不好就打一顿。现在我都已经高二了,他居然还不放过我。偷看我的日记,翻看我的房间、抽屉,我同学写给我的信也偷看,那我就把它们都烧掉,把我的日记本也烧掉。他满意了吗?他这一次回来,居然把我的房门锁撬了,把我新买的两个包也撕了,我真是恨死他了!

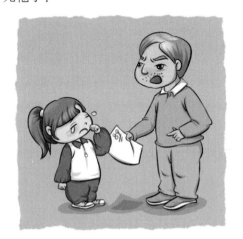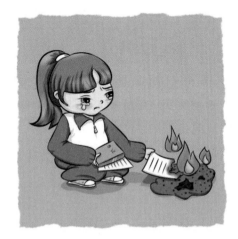

　　而你呢?不用上班,每天打牌,只管给我做顿饭,喂饱就行。从来没想过我真正需要什么!每次只会跟我说:"你有话不好放在心里,为什么要写在本子上,让你爸爸看到又要生气。"我知道你就是个高中毕业而已,比我现在也好不到哪去。你从小就一直跟我吵架,还说我凶,其实你们才是真的凶,什么样的环境出什么样的人,我现在这样都是被你们逼的!

　　有的时候我很想念爷爷奶奶,虽然以前在农村,但他们很关心我,很照顾我,从来不打我不骂我,还支持我和小朋友们玩。

　　可你们呢?高一时教我溜冰的那个男生,其实我一开始跟他什么关系都没有,只是通过溜冰认识而已。可你呢?一听说这事就直接去溜冰场把我拖回家,一点面子都不给我留。好,你们不让我交朋友,我偏要跟他来往。他对我非常好,又善解人意,要不是后来我自己要学习,才不会跟他分手呢。而你们呢,就跟审犯人一样,天天审问我,不准我接他电话也就算了,可你们居然发展到普通同学的电话都不让我接。

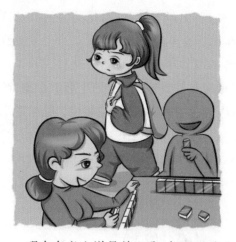
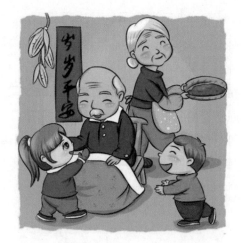

现在名义上说是关心我，每天送我上学，放学接我回家，其实就是监督我，看着我，要控制我。我知道，你们是怕我再离家出走。上次国庆放假，你们不让我出去玩，先是妈妈你打我一顿，我一气之下跑到外地同学那儿，居然被同学告密，他把我拉回家，再打一顿。

其实我想要的东西真的不多，也很简单。我只希望你们能真正地理解我、真正地尊重我，真正地关心我，而不是动辄就打打骂骂，防女儿甚于防川。我 17 岁了，不是 7 岁的小孩子，我知道什么是好什么是坏，我知道什么是爱什么是恨。所以我恨你们。我恨你的暴躁，我恨他的暴力。我恨你们自以为是，用你们自认为是为我好的名义控制我，约束我。你们这么多年来，用你们一次又一次的行为深深伤害了我。有时我是真的想离开这个家，这个家没有一丝温暖让我留念。

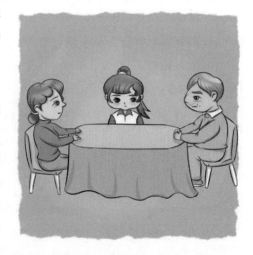

可是我还抱有最后一丁点希望，我还希望尝试一下我们之间的关系是否有改变的可能？老师说我们家里三个人应该坐下来，平心静气，好好沟通，好好说话，把平时压在心里的话都说出来，慢慢试着改变。我是愿意的。妈妈、爸爸，你们愿意吗？

二、奔奔荐阅读

（一）亲子关系

亲子关系即父母子女关系。在法律上是指父母和子女之间的权利、义务关系。父母和子女是血缘最近的直系血亲，为家庭关系的重要组成部分。

亲子关系是一个人一生中最早建立的人际关系，是一切社会情感的基础。亲子关系是相互作用的，年幼时父母养育子女，年长时子女赡养父母。亲子关系是家庭的存在形式，能够培养出亲子间深厚的感情和依赖，还会影响着孩子以后的人际交往模式。亲子关系的重要性在于对双方的未来都会起决定性的作用。

（二）人生发展八阶段

根据艾里克森人格发展八阶段理论，人生可分成八个发展阶段。

人生第一发展阶段是从出生到 1 岁左右。其心理核心部分是建立信任与不信任。幼儿饿了需要吃，哭了需要安慰拥抱。如果他的要求得到满足，他就会对他人和外部世界建立起信任感。如果不能得到满足，他就会建立起不信任感。他的焦虑不安、怀疑惊恐、缺乏自信等，就会建立到人格中去。

第二发展阶段为 2～3 岁，其核心是儿童要建立起最基本的自我控制和自主性。例如，自己可以拿奶瓶、唱歌，开始学会使用便盆等。与其相反的是羞愧感和自我怀疑，这个发展阶段在人生中极为重要，因为今后一生是否有独立的奋进的精神和人格，长大成人后的责任心等，都源于这个阶段。家长过度控制操纵，会把孩子开始发展的独立意志给打碎，孩子成长起来以后就会丧失自尊自信，对自我能力怀疑和羞愧等。

人生第三个阶段是 4～5 岁，其核心是有点创造性，而与其相反的是内疚感。这时儿童

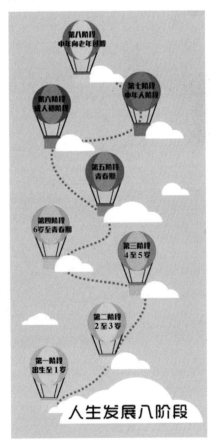

开始有点责任心,例如,把吃过的碗放入水池,大小便之后自己知道放水冲洗厕所。如果这一阶段儿童的责任意识一点都没有建立起来,那么一定的内疚羞愧感就会产生,焦虑的情绪也可能出现。焦虑感可能由此进入人格的核心部分。

第四个人生阶段是从 6 岁至青春期。其核心是建立勤劳的意识,要不然自卑心理就会出现。这个阶段儿童进入学校学习,并且在家庭社区中学到东西。如果有一些成功经验,孩子会觉得自己有能力。如果不断失败,则会在心理上造成一种自卑和能力不足的感觉,一种自己一事无成的感觉就会产生。

第五个阶段是青春期,其核心部分是个人角色定位或迷茫。也就是说,如果一个人在青春期对于自己今后的理想没有进行考虑的话,此人成人以后,也会不清楚自己一生或今后究竟想干什么,产生角色定位的迷茫。

第六个阶段是成人初期阶段。这一阶段的性格核心是与他人或异性建立社交或亲密的关系。如果这点处理不好,一个人就会生活在孤独中。而这种孤独本身,可能让人生活在某种扭曲或失败的生活模式中。

第七个阶段是中年人阶段。它包括了人的创造性、能动性,以及帮助下一代发展人格、建立有意义的生活。如果做不到这些,中年人就会生活在一种停滞状态以及心理萧条中,就会过度地沉迷自我。以各种不切实际的幻想以及想抓住青春、与岁月斗争的行为可能出现。

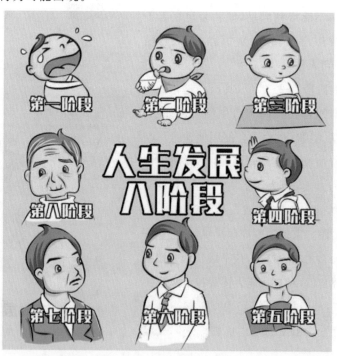

第八个也是最后的人生发展阶段，是从中年开始向老年过渡。这时人开始重新审视自己的过去，重新评估自己的人生。如果前面的各个阶段都充分发展起来了，人格的各部分都建立起来了，那么人就会产生人生的完善感，自尊自信也就会建立得比较好。但如果以前人生各阶段中断了发展，当人迈向老年时，往往就有一种失望感，信心丧失，产生一种"无可奈何花落去"的悲观心态。

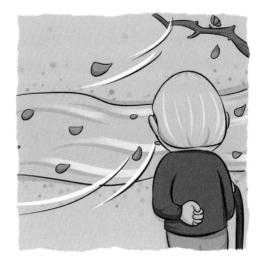

（三）与孩子交流不能犯的禁忌

1. 你看，别人家孩子多乖！

孩子最忌讳的就是家长拿自己和别人比，但是偏偏所有的家长都喜欢这样。孩子从小就是有自尊心的，虽然这时候他也许意识不到自己是被伤了自尊，但是，他会明显地感觉自己听到这句话不开心。以至于，家长讲这句话之后，孩子会郁闷很久，甚至怀疑家长是不是不喜欢自己。

2. 你厉害了！居然学会不老实了！

用这种反语的语气质问孩子，是孩子最受不了的交流方式。因为反语听起来有责怪、讥讽的意思，孩子听到这句话总会认为家长看不起自己，比被打一顿还令人难受。

3. 你再不听话，就不要你了！

这是对孩子活生生的恐吓，孩子需要安全舒适的生活环境和心理环境，这样的恐吓只会让孩子幼小的心灵受到重创，让孩子缺乏安全感。

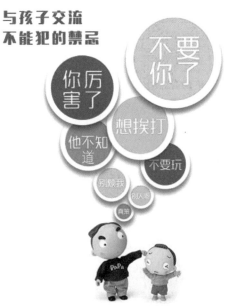

4. 你真是笨!

在学习和生活过程中,孩子犯错误是难免的,如果家长不及时纠正孩子的错误,而是劈头就骂,对孩子的自信心伤害非常大。

5. 不要烦我!

孩子在家里有问题肯定是找家长,家长不能用这种不耐烦的态度打发孩子。因为孩子会问你问题,证明孩子信任你,但是如果家长不耐烦,孩子对你的信任就会慢慢消失。

6. 太脏了,不要玩!

有探索才会有发现,不去尝试就不会懂,所以,不要阻止孩子对世界的探索,不管多脏多麻烦,只要孩子感兴趣就行。

7. 他不知道!

有些家长很喜欢阻止孩子的谈话。在外人为了表示亲热问孩子问题的时候,家长如果粗鲁地打断或者替孩子回答,只会引起孩子的反感,旁人听了也会不舒服。

8. 还不睡觉? 找打吗?

孩子的行为方式都是从父母这里学过去的,对孩子实行暴力,会让孩子也养成暴力行事的习惯。

(四) 夫妻关系与孩子成长

如果把家庭看成一个三角形,那么父亲、母亲、孩子便是三角形的三个角,在这个三角形中,每条边都代表着两个家庭成员间的关系。那么,一个健康幸福而利于孩子成长的家庭,应该是一个什么样的三角形?

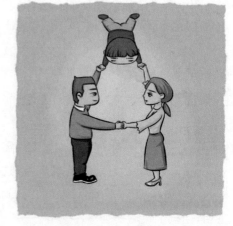

1. 夫妻关系较近,都给孩子均等的爱

对孩子的影响:有利于孩子性格的形成,同时学习男性形象和女性形象。

教育专家认为,在一个健康的家庭关系中,夫妻之间的感情是最重要的,夫妻关系比亲子关系更重要:一方面,夫妻关系很和睦,能给孩子充分的家庭环境,由于父母关系很好,孩子也会对婚姻产生美好的

感觉和向往,感受到婚姻就是像父母那样相处;另一方面,父母双方能给孩子比较

均衡的爱,这样,孩子便能从父母那里同时学习到男性形象和女性形象,这对孩子的成长很有益处。

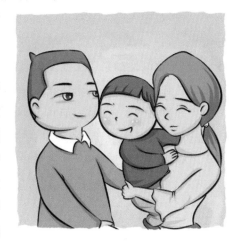

　　生活中常常会出现"异性相吸"的情形,家庭也不例外。在夫妻关系较近的家庭模式中,"异性相吸"也是家庭关系达到平衡的"功臣",如男孩喜欢母亲,就会在潜意识中"嫉妒"父亲,"为什么母亲会喜欢父亲呢?"他就会在观察的过程中以父亲为榜样,学习父亲的很多优点,所以夫妻关系融洽,对孩子的性格形成很关键。

2. 夫妻关系较远,离孩子更近

　　同第一种模式比较,这种可称为"以孩子为中心"。

　　这种模式常发生在夫妻关系一般,虽然没有太大冲突,但时常处于"冷战"状态的家庭中。由于夫妻之间的关系比较淡薄,常常到孩子那里寻求补偿,因此孩子常常被溺爱、过度保护、过度干涉。这种模式可能导致孩子以自我为中心,比较任性和自私等,不利于孩子各方面的发展。因此,这样的家庭表面上看起来尚能平稳,但却潜藏着危机。

3. 夫妻关系完全依靠孩子维系

　　这是第二种模式的极端化,夫妻之间几乎没有感情,两人距离更远,但夫妻宁

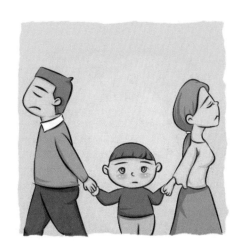

可没有感情,为了孩子仍然将就,维持家庭的完整。两人的关系完全依靠孩子来维系,孩子甚至成为婚姻的阻隔、障碍,也就是人们常说的"婚内第三者"。在这种家庭中成长的孩子,常常被极端地溺爱,所以问题更突出。

4. 女孩与母亲关系较近,或男孩与父亲关系较近

　　这种模式常常发生在以下这些情况下:第一,母亲从小带女儿,如果在2岁半

至3岁时父亲没有介入,常常会出现女儿对母亲过度依赖,与父亲关系越来越远;第二,由于很多人都有这样的想法,因为母亲要给女孩做好榜样,父亲要给男孩做好榜样,所以女孩长大了,应该与母亲更近一些,男孩长大了,应该与父亲更近一些,因此导致同性的亲子关系越来越近;第三,在夫妻关系不和的家庭中,由于父亲和母亲常常相互敌视,总希望把孩子拉入自己的"同盟"中,结果常常是孩子与父母中的一方关系越来越紧密,而与另一方的关系越来越疏远。

这种模式可能会导致在女儿的心中,父亲的形象离他很遥远,那么当她长大后就会不知如何与异性相处,或不敢接触异性。对于男孩也是一样的道理。

5. 女孩与父亲关系较近,或男孩与母亲关系较近

儿子从生下来就给母亲带,到2岁半至3岁时,由于爸爸没有介入,孩子在第一个性格形成的关键期,开始爱上自己的母亲,和母亲"热恋",形成恋母情结。当孩子到4岁半至5岁时,开始排斥父亲,讨厌父亲和母亲那么要好。而且,他会从母亲身上习得很多女性的东西,性别角色容易出现问题,甚至会过度依赖母亲而"恋母",那么孩子的心理其实是没有真正的成长的。所以孩子长到3岁左右时,父亲角色应该介入,让一家人的关系相对均衡一些。

很多家庭把教育孩子的责任压在母亲身上,但专家认为,健康的家庭关系是,夫妻关系较近,都给孩子均等的爱。

(五)熊爸爸和熊宝宝

我们常说:母爱是伟大的,其实父亲的爱又何尝不是?往往它还会比母爱多一些机智与风趣。好父亲和好母亲一样都是孩子的"第一所学校",下面故事里的小熊爸爸就是一个很好的例子。

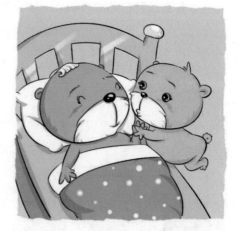

熊宝宝正在那里咕咕哝哝的,他可不想这么早就上床睡觉去,他也不愿意去洗澡,也不想给爸爸妈妈晚安吻。

"嘿,发牢骚的小家伙,"爸爸说道,"去给妈妈一个晚安吻好吗?也吻爸爸一个,然后,乖乖洗澡,上床睡觉吧。"

"才不去呢!"熊宝宝说。不过,他还是慢吞吞走过去,给了妈妈一个深深的吻。

"那么现在，再给爸爸一个吻，好不好呀？"爸爸问。

"才不要呢！"熊宝宝叫道，"我不要吻爸爸！"

"哦，"爸爸说着，就把熊宝宝举起来，"那么，像长颈鹿那样吻爸爸，好不好？""长颈鹿宝宝可是会给他爸爸一个长长的、高高的吻哦，像这样……"

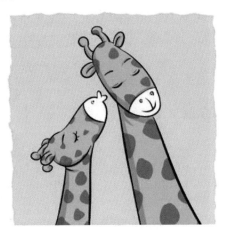

"才不要呢！"熊宝宝叫道，"我不要像长颈鹿宝宝那样吻爸爸！"

"小家伙，"爸爸一边说着，一边把熊宝宝驮在肩上，走上楼去，"那么，像小考拉那样吻爸爸，好不好。""考拉宝宝可是会给爸爸一个痒痒的、黏黏的吻哦，就像这样……"

"才不要呢！"熊宝宝叫道，"我不要像考拉宝宝那样吻爸爸！"

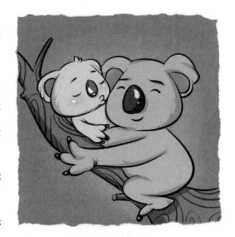

"这也不行，那也不行，"爸爸一边说着，一边把小熊抱进浴缸，"那么，像小鳄鱼那样吻爸爸，好不好？""鳄鱼宝宝可是会给爸爸一个爽爽的、潮潮的吻哦，像这样……"

"才不要呢！"熊宝宝叫道，"我不要像鳄鱼宝宝那样吻爸爸！"

"要不这样也行，"爸爸一边说，一边帮熊宝宝擦干净，"就像小蝙蝠那样吻爸爸，好不好？蝙蝠宝宝可是会给他爸爸一个特别的、倒挂式的吻哦，像这样……"

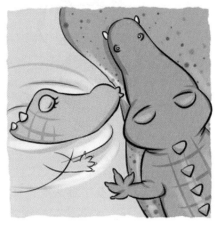

"才不要呢！"熊宝宝叫道，"我不要像蝙蝠宝宝那样吻爸爸！"

"你可真是个不听话的小家伙呢！"

爸爸笑着说，递给熊宝宝牙刷，"那么，像小老虎那样吻爸爸，好不好？老虎宝宝可是会给他爸爸一个最炫、最热烈的吻哦，就像这样……"

"才不要呢!"熊宝宝叫道,"我不要像老虎宝宝那样吻爸爸!"

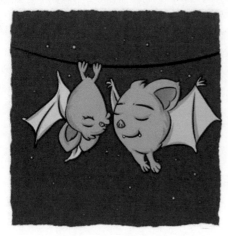 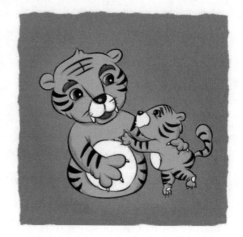

"不过也没有关系,"爸爸有点无奈,一边帮熊宝宝穿上小睡衣,一边说:"那么,像小猴子那样吻爸爸,好不好。""猴宝宝可是会给爸爸一个活泼的、调皮的吻哦,像这样……"

"才不要呢!"熊宝宝叫道,"我不像猴宝宝那样吻爸爸!"

"爸爸好伤心哦!"爸爸撇撇嘴说,给熊宝宝盖上小毛毯,遮住他的小尾巴,"那么,像小老鼠那样吻一下爸爸,好不好?""老鼠宝宝可是会给他爸爸一个温柔的、轻轻的吻哦,就像这样……"

"才不要呢!"熊宝宝叫道,"我不要像老鼠宝宝那样吻爸爸!"

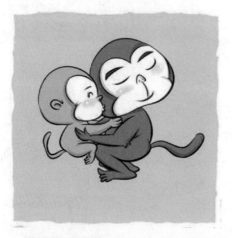 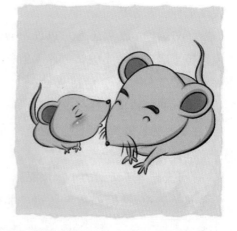

熊爸爸失望地摇了摇头说:"真的是一个吻都没有给爸爸,对吗?"说完,叹了口气,准备离开。

"爸爸!"熊宝宝喊到。

"怎么啦?"爸爸关切地回过头来。

"我要为你做一件事!"

"哦?什么事呀? 小宝贝?"爸爸好奇地问。

"我要亲亲爸爸——还要给爸爸一个大大的、大大的拥抱!"

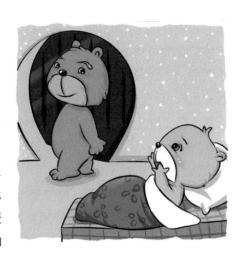

——小熊爸爸是一个因势利导、循循善诱、充满了无限耐心和爱心的家长形象,无论从他的目光里,还是心灵里;无论是谈话里,还是举止上,都充满了对小熊宝宝无限的爱,他的鼓励和引导如涓涓的清泉,缓缓地流进小熊的心田里,最后那甜甜的吻和大大的拥抱,便是对他温暖而无私的回报。

应该怎样做一个好父亲? 或者说做一个好母亲? 小熊爸爸给我们做出了很好的榜样。也许在生活中,我们的孩子更不懂事,也许我们的孩子更让人失望,也许我们的孩子很淘气,也许像故事中的小熊让做什么他却不做。我们是不是也会像文中的熊爸爸一样,利用自己的教育机智,去鼓励和引导孩子,让孩子感受到来自家长的那份暖融融的爱,而不是批评和呵斥。我们面对孩子不愿意做的事情,是不是也会从不同的方面,一步一步去引导,最终到达自己的教育目的,这是已为父母或者将为父母的人,一直需要努力的。

三、你来问,奔奔答

(一) 正上高中的儿子谈恋爱了,我怎么办?

下面是一位父亲写给正热恋的儿子和儿子女友的信。

家豪、婷婷:

你们好!

家豪告诉我,你们越线了,我很有些生气和不安。

我给了你们尊重和信任,你们却没给我相应的尊重和信任。我应该还算是一个开明的父亲,也尽可能以平等的姿态与你们相处和交流。从我知晓你们开始亲密交往后,我就给过婷婷暗示,跟家豪更是说得清清楚楚明明白白,建议你们结婚前保留最后的底线,可你们似乎已经逾越了。

当然,只要是你们双方都想清楚了并且愿意承担责任的事,我不便横加干涉,但我希望自己能在我所了解的知识范围内提醒你们相关的注意事项。因为,或许你们还不明了,女人的一生会经历许多磨难:从青春期开始,每月月事的烦恼会伴随着她直至更年期才能摆脱。每月的这几天她都不能从事剧烈运动,要多休息;不能吃生冷食物,要注意个人卫生。稍有不慎就可能落下毛病,被痛苦折磨半生。成年以后,她又要承受巨大的交友风险,一旦遇人不淑,精神与肉体的折

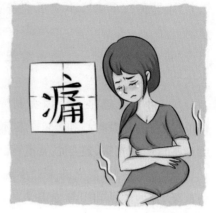

磨将会如影随形。在此期间,她还要承担生儿育女的重任。从一个细胞到孕育出一个完整的生命需要十个月的时间。这段时间她要经历或强或弱的妊娠反应、身材臃肿所带来的不便、瓜熟蒂落时的生产风险与阵痛、哺育新生命的艰辛与责任。这,还仅仅是指正常的孕育与生产过程。在女性的生活中,往往还有意外的孕育和被迫中止妊娠的情况发生。这事对女性的身心伤害很大,不同程度地会留下后遗症。所以,女人就像玻璃花,晶莹、剔透、绚丽、多姿,却也易碎,需要有人深深关爱、细细呵护。

婷婷,所有这些,你都愿意承受吗?

家豪,你有能力肩负起这份责任吗?

家豪曾经告诉我,现在网上什么都可以查到。不知你们在吃伊甸园的眼镜蛇奉上的苹果之前,是否查阅了相关的资料?比如说安全,知道如何防止意外受孕吗?比如说卫生,知道事先事后双方都要清洗身体以防器官感染吗?比如说忠诚,外面的世界很肮脏,性病、艾滋病肆虐,知道如何抗拒诱惑保护自己吗?

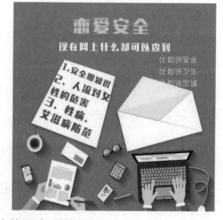

亡羊补牢,有的羊已经跑了,但愿对没跑的羊还有所裨益。

衷心祝福你们一路走好!

(附:1.安全期知识;2.人流对女性的危害;3.性病、艾滋病防范)

爱你们且尊重你们的父亲

（二）怎么与孩子沟通？

以下是一位家长在亲子沟通交流会上的发言。

　　我说说自己的体会吧，刚刚儿子还准备再"开夜车"，准备两天后的期末总摸底考试。我看九点半了，就说："你感觉现在看书的效果如何？"他说："还可以。"我说："我们来设想一下，你现在假如还能撑一到两个小时，这一两个小时你能看进多少内容？然后接下去的睡眠时间肯定不够，明天的学校效果会不会影响？"他问我："妈妈，你的意思？"我说："我没有意思，我只是提个假设，你自己去考虑决定！"儿子想了几分钟，上床睡觉了！其实我们做家长的有时候只需要一些引导和思路，孩子真的比我们想象的有能力得多！虽然我的这个假设还明显带有暗示，

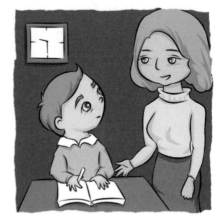

但孩子还是会觉得是他自己做主的，这点感觉对他们来说很重要。

　　有时候孩子们还会带来关于某某老师、某某同学的抱怨，如果家长们直接说"老师、同学这么做，你肯定有错在先，要不，怎么别人不说，就说你呢！"孩子的心门就关闭了。前段时间我也体会过，因为孩子星期天的作业我让他自己检查，他"哦"了一声实际没检查，结果星期一被老师批评了一顿，晚上回来他很沮丧地和我说："妈妈，我今天挨批了！"本来是多好的沟通机会啊！我可以慢慢听他说完，只是倾听，然后他自己就会慢慢地剥笋一样的理出来问题出在哪里。而我因为星期天对他的有些行为的不满情绪还没有得到宣泄，那一刻幸灾乐祸的状态就出来了，说他"谁让你不检查"之类的。可想而知，儿子接下去的情绪反应就是全盘否定了。其实晚上我也明白我的问题出在哪了，但在他有负面情绪的时候我们做父母的应先选择放一放。结果第二天晚上回来，我们母子就这个事情进行了很好的沟通，儿子也说，其实前一天只是希望听到我的安慰。从中可以看到，当孩子抱怨的时候就顺着他们的思路让他们谈一谈，肯定他们的情绪，可只针对情绪的共情，例如，"老师那样做的时候，你一定很生气！""被别人这样说那个愤怒是可以理解的！""嗯！那接下去你觉得应该怎么做呢？"……类似于这些，其实家长什么都没有做，只是倾听和理解了他们的情绪，家长们也不需去评价他们抱怨的老师和同学，其实孩子们很多时候也只在抱怨的时候才会对具体的人有意见，如果家长也真生气了，孩子倒

什么事情都没有了,那家长岂不是劳心劳神又不讨好呢!

总之,不管是人际关系还是亲子关系,它们都有共通的东西,那就是学会倾听和接纳。

(三)老人溺爱孩子,夫妻为此吵架,怎么办?

孩子的健康成长,能够推动整个家庭的健康发展,而这需要家人的一致努力。

(1)要充分肯定老人的付出;

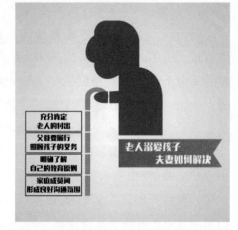

(2)父母要履行照顾孩子的义务:希望掌握孩子教育的权利,就不能回避照顾孩子的义务,如果工作忙,可以找保姆,这样,教育孩子的权利就可以回到自己手上了;生活条件不允许的话,则上班时间交给老人,下班就由夫妻照顾孩子,你才有资格坚持自己的教育原则。

(3)明确了解自己的教育原则,不能让孩子无所适从。

(4)家庭成员之间要形成良好的沟通氛围:教育理念需要长期积淀和不断发展,所以,家庭成年人要经常讨论教育孩子的问题,努力取得一致意见,使孩子得以在宽松愉快的环境中成长。

四、和奔奔一起玩测试与训练

(一)亲子关系调查问卷(父母版)

致过去的孩子,现在的父母:

感谢您的信任来填写这份问卷。

这份问卷是关于您和孩子的关系的调查问卷,目的是在您填写这份问卷的过程中,进一步了解您与孩子的关系,以便我们在今后的日子里支持您,请如实填写。感谢您的配合!

孩子姓名	性别	出生日期:
父亲姓名	年龄	联系电话:
母亲姓名	年龄	联系电话:

1. 您的孩子是否住校？（   ）

A. 是   B. 否

2. 您每个星期跟孩子面对面交流的时间是（   ）。

A. 没有交流   B. 半小时   C. 一小时

D. 二小时   E. 三小时或以上

3. 您对孩子在学校的表现了解状况是（   ）。

A. 非常了解，经常与老师沟通

B. 不太了解，与老师沟通较少

C. 根本不了解，只有在家长会时了解

D. 其他

4. 您对孩子交友的了解程度是（   ）。

A. 知道   B. 不知道   C. 其他

5. 您对孩子喜好的了解程度是（   ）。

A. 知道   B. 不知道   C. 其他

6. 您对孩子学习兴趣的了解程度是（   ）。

A. 知道   B. 不知道   C. 其他

7. 您对孩子跟同学及老师的关系的了解程度是（   ）。

A. 知道   B. 不知道   C. 其他

8. 您最欣赏孩子的特质是什么？

9. 您最反感孩子的行为是什么？

10. 您心目中的孩子是怎样的？

11. 您期待孩子会成为怎样的人？

12. 在您的人生中，什么对您来说是最重要的？请详细说明。

13. 在您的生活中最困惑的是什么？关于您自己的人生，您最想得到的是什么？

14. 描述您过往的生活经历，您怎样看待自己的生活？

15. 描述对您影响最深的过往经历，为什么让您印象深刻？

16. 描述您最想成为的 5 种人的特质，为什么这些特质对您那么重要？

17. 您在家庭中充当什么角色？起到了怎样的作用？您认为您是一个怎样的人？

18. 您对家庭有什么期待？您想要一个怎样的家庭？您跟家人怎样相处的？

19. 您的人生格言是什么？

20. 关于自己的人生价值,请您陈述。

(二)亲子关系调查表问卷(孩子版)

致亲爱的同学们:

感谢您的信任来填写这份调查问卷。这份问卷是关于您和父母关系的调查问卷。目的是在您填写的过程中,进一步了解您与父母的关系,以便我们在今后的日子里支持您。请您如实填写,感谢您的配合!(可选一项,也可选多项)

1. 在与父母的关系方面您觉得( )。

A. 不太满意　　　　　　　　B. 一般

C. 满意　　　　　　　　　　D. 非常满意

2. 您与父母每天面对面交流的时间是( )。

A. 没有交流　　　　　　　　B. 半小时

C. 一小时　　　　　　　　　D. 两小时或以上

3. 您是否明确记得父母的生日?( )

A. 记得　　　　　　　　　　B. 大概知道,但不确定

C. 根本不记得　　　　　　　D. 其他,比如:＿＿＿＿＿＿＿＿

4. 您对父母工作状况的了解程度是( )。

A. 非常了解　　　　　　　　B. 略知一二

C. 不太了解　　　　　　　　D. 根本不清楚

5. 在家您是否会帮助父母做些力所能及的家务?( )

A. 经常做　　　　　　　　　B. 偶尔做

C. 根本不做　　　　　　　　D. 其他,比如:＿＿＿＿＿＿＿＿

6. 您认为父母做得不够的地方还有( )。

A. 陪您的时间太少　　　　　B. 学习方面对您的指导不够

C. 很多事情不理解自己　　　D. 其他,比如:＿＿＿＿＿＿＿＿

7. 当父母不开心时,您会( )。

A. 言语上安慰父母　　　　　B. 做些事情逗父母开心

C. 不知所措　　　　　　　　D. 等于没看到,自己做自己的事

8. 当您与父母意见不一致时,通常是( )。

A. 父母说了算　　　　　　　B. 您说了算

C. 有时父母说了算,有时您说了算　D. 共同商量解决

E. 其他方式,比如:＿＿＿＿＿＿＿＿

9. 您觉得父母的婚姻关系是否幸福美满?(　　)

A. 非常幸福　　　　　　　　　B. 还可以

C. 一点都不幸福　　　　　　　D. 其他,比如:＿＿＿＿＿＿＿

10. 您觉得父母离异对孩子有影响吗?(　　)

A. 影响很大　　　　　　　　　B. 有一定影响

C. 没有什么影响　　　　　　　D. 其他,比如:＿＿＿＿＿＿＿

11. 您最欣赏父母的优点是什么?

12. 您心目中的父母是怎样的?

13. 您最想对父母说的一句话是什么?

(三)对照检查

家庭环境量表(FES)

以下是关于家庭情况的问题,请您仔细阅读,并圈选○符合您家庭情况的答案。如果有些问题对大部分家庭成员符合,选择"是";如果大部分不符合,选择"否"。

1. 我们家庭成员都总是互相给予最大的帮助和支持。
2. 家庭成员总是把自己的感情藏在心里不向其他家庭成员透露。
3. 家中经常吵架。
4. 在家中我们很少自己单独活动。
5. 家庭成员无论做什么事都是尽力而为的。
6. 我们家经常谈论政治和社会问题。
7. 大多数周末和晚上家庭成员都是在家中度过,而不外出参加社交或娱乐活动。
8. 我们都认为不管有多大的困难,子女应该首先满足老人的各种需求。
9. 家中较大的活动都是经过仔细安排的。
10. 家里人很少强求其他家庭成员遵守家规。
11. 在家里我们感到很无聊。
12. 在家里我们想说什么就可以说什么。
13. 家庭成员彼此之间很少公开发怒。

14. 我们都非常鼓励家里人具有独立精神。

15. 为了有好的前途,家庭成员都花了几乎所有的精力。

16. 我们很少外出听讲座、看戏或去博物馆以及看展览。

17. 家庭成员常外出到朋友家去玩并在一起吃饭。

18. 家庭成员都认为做事应顺应社会风气。

19. 一般来说,我们大家都注意把家收拾得井井有条。

20. 家中很少有固定的生活规律和家规。

21. 家庭成员愿意花很大的精力做家里的事。

22. 在家中诉苦很容易使家人厌烦。

23. 有时家庭成员发怒时摔东西。

24. 家庭成员都独立思考问题。

25. 家庭成员都认为使生活水平提高比其他任何事情都重要。

26. 我们都认为学会新的知识比其他任何事都重要。

27. 家中没人参加各种体育活动。

28. 家庭成员在生活上经常帮助周围的老年人和残疾人。

29. 在我们家,当需要用某些东西时却常常找不到。

30. 在我们家吃饭和睡觉的时间都是一成不变的。

31. 在我们家,有一种和谐一致的气氛。

32. 家中每个人都可以诉说自己的困难和烦恼。

33. 家庭成员之间极少发脾气。

34. 我们家的每个人出入是完全自由的。

35. 我们都相信在任何情况下竞争是好事。

36. 我们对文化活动不那么感兴趣。

37. 我们常看电影或体育比赛,外出郊游等。

38. 我们认为行贿是一种可以接受的现象。

39. 在我们家很重视做事要准时。

40. 我们家做任何事都有固定的方式。

41. 家里有事时,很少有人自愿去做。

42. 家庭成员经常公开地表达相互之间的感情。

43. 家庭成员之间常互相责备和批评。

44. 家庭成员做事时很少考虑家里其他人的意见。

45. 我们总是不断反省自己,强迫自己尽力把事情做得一次比一次好。

46. 我们很少讨论有关科技知识方面的问题。

47. 我们家每个人都对 1～2 项娱乐活动特别感兴趣。

48. 我们认为无论怎么样,晚辈都应该接受长辈的劝导。

49. 我们家的人常常改变他们的计划。

50. 我们家非常强调要遵守固定的生活规律和家规。

51. 家庭成员都总是衷心地互相支持。

52. 如果在家里说出对家事的不满,会有人觉得不舒服。

53. 家庭成员有时互相打架。

54. 家庭成员都依赖家人的帮助去解决他们遇到的困难。

55. 家庭成员不太关心职务升迁、学习成绩等问题。

56. 家中有人玩乐器。

57. 家庭成员除工作学习外,不常进行娱乐活动。

58. 家庭成员都自愿去做公共环境卫生。

59. 家庭成员认真地保持自己房间的整洁。

60. 家庭成员夜间可以随意外出,不必事先与家人商量。

61. 我们家的集体精神很少。

62. 我们家可以公开地谈论家里的经济问题。

63. 家庭成员的意见产生分歧时,我们一直都回避它以保持和气。

64. 家庭成员希望家里人独立解决问题。

65. 我们家的人对获得成就并不那么积极。

66. 家庭成员常去图书馆。

67. 家庭成员有时按个人爱好或兴趣参加娱乐性学习。

68. 家庭成员都认为要死守道德教条去办事。

69. 在我们家,每个人的分工是明确的。

70. 在我们家,没有严格的规则来约束我们。

71. 家庭成员彼此之间都一直合得来。

72. 家庭成员之间讲话时都很注意避免伤害对方的感情。

73. 家庭成员常彼此想胜过对方。

74. 如果家庭成员经常独自活动,会伤家里其他人的感情。

75. 先工作后享受是我们家的老习惯。

76. 在我们家看电视比读书更重要。

77. 家庭成员常在业余时间参加家庭以外的社交活动。

78. 我们认为无论怎么样,离婚是不道德的。

79. 我们家花钱没有计划。

80. 我们家的生活规律或家规是不能改变的。

81. 家庭的每个成员都一直得到充分的关心。

82. 我们家经常自发地讨论家人很敏感的问题。

83. 家人有矛盾时,有时会大声争吵。

84. 在我们家确实鼓励成员都自由活动。

85. 家庭成员常常与别人比较,看谁的工作学习好。

86. 家庭成员很喜欢音乐、艺术和文学。

87. 我们娱乐活动的主要方式是看电视、听广播,而不是外出活动。

88. 我们认为提高家里的生活水平比严守道德标准还要重要。

89. 我们家饭后必须立即有人去洗碗。

90. 在家里违反家规者会受到严厉的批评。

第三节   人际关系心理调适

一、奔奔讲故事

"扑通!"一颗石子被包若谷一脚踢进了湖里,发出了沉闷的声响。看着湖边漫步的双双对对情侣,包若谷的心情变得更加郁闷了。想起一个月前的那件事,他愤愤不平地从鼻子里喷了一口气,"哼!真不够朋友!太不仗义了!"

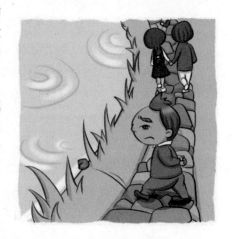

包若谷,标准宅男一枚,来到这个江南城市工作已经5年有余。作为一名企业的普通员工,他和其他同事没有什么不同。要说不一样,可能就是对父母的亲密和依赖比较少。因为打小就看着父母两个人经常为了各自家里人的事情吵架,对他和哥哥都不大关心,包若谷自幼就比较独立,性格也比同龄人要倔强不少,要好的朋友也不多。参加工作以后,放长假他都很少回家,宁愿自己一个人在城市里到处转悠。

一个多月前,包若谷参加公司举办的青年交友活动,认识了一个姑娘,觉得正是他喜欢的类型,于是萌生了追求这个女孩的想法。可几年来至今未有一次真正意义上恋爱的他,却始终未能踏出那一步,不敢主动去找女孩表白心意。纠结了数星期的包若谷,终于想到一个办法,就是托同班组的一个关系还不错的同事,去打听一下这女孩的近况,然后自己再考虑下一步怎么做。可令包若谷万万没想到的是,当他好不容易跟同事开口,得到的答复却是这个女孩已经有了男朋友,并且她的男朋友不是别人,正是他这个关系不错的同事。

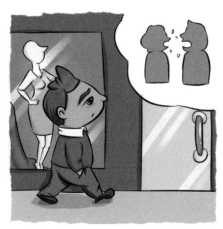
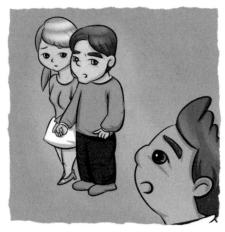

包若谷自从知道这个消息之后,一直气愤不已,跟同事的关系也十分冷淡。他饭吃不好,觉睡不香,每天总觉得休息不够,身体和心灵都疲惫不堪,工作上也提不起精神,还出了几次错误,幸好发现得快,及时纠正过来,领导并没有批评他。到医院做过检查,也没查出啥问题,为了散心,顺便锻炼一下身体,包若谷就时常在晚饭后到离公司不远的湖边走走。

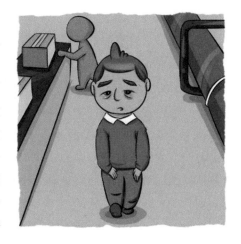

看着身边路过的一对对情侣,想起前两天在更衣室听见同事聊天时说起怀疑他是不是有生理或心理上的问题,这么大年纪还没找过女朋友,包若谷就气不打一处来。父母的自私,对他的漠不关心,同事对他的不理解,都令他心烦意乱。沿着湖畔快步走了几圈,夜风吹过,包若谷渐渐冷静下来。他突然想到了一个地方,公司的员工心理关怀中心,去过的同事都说,那里是一个能倾诉心声,放松心情,解决问题的好场所,包若谷转过身,快步向公司方向走去。

二、奔奔荐阅读

(一)人际交往与健康

人际交往是指我们在某一段时间里与某些人互动的信息交流。它是人类进化过程中为了生存、为了适应群体生活合作的方式而产生的,因此,带有明显的社会性。如果我们拥有良好的社会关系,我们就会更健康、更快乐。反之,我们会感到孤独、寂寞、无助等消极情绪。有研究表明,有许多朋友的人或者拥有其他社会支持网络的人,大致也会具有较高的幸福感、良好的身心健康状态,还比较长寿,而朋友较少的人主观幸福感也往往较低。

据权威调查结果显示,在各种因素中,职场人际关系和职业生涯规划是员工最大的压力源,紧随其后的才是工作压力。因为,任何企业归根到底都是人的聚集体。一切工作是在人与人的人际关系中展开的。因而,内部的人际关系处理得好坏、是否得当,往往直接表现在工作的成果上。

需要团队协同的工作,是靠员工之间的密切配合,人际关系如果出现问题,会直接影响员工的情绪,控制不好会产生很多误会与摩擦。这不但影响员工的归属感和幸福感,工作也会受到极大的影响。

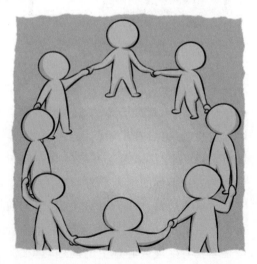

人际关系是典型的心理层面问题,它涉及成长背景、原生家庭、个性心理、心理补偿、情结、嫉妒、自卑、安全感等微妙的心理因素,表现出来的人际关系只是一个表象,水下看不见的冰山才是起决定作用的部分,因此,以心理咨询为核心的关怀机制,配合现代人力资源管理的激励关怀机制,能够更好、更有效果地提升人际力量,减少因人际摩擦产生的人际成本。

那么,人际交往对我们有什么益处?

1. 生存与安全的需要

根据马斯洛的需要层次理论,在个体发展过程中,生理需要、安全需要、归属和爱的需要、尊重的需要、自我实现的需要是人们赖以生存的五种最基本的需要。它们构成了不同的等级或水平,并成为激励和指引个体行为的力量。每个人都需要别人的关怀、帮助、爱护、同情,需要一种稳定的安全感,它表现为人们追求稳定、安全的环境,希望得到保护,能够免除恐惧和焦虑等。这种需要是一种精神上的需要,并不是功利性的物质生存需要,虽然,人与人的交往包含了物质交换,但这不是心理学意义

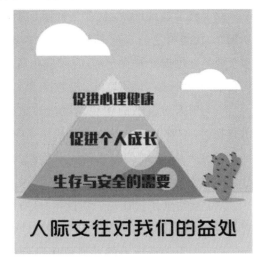

上的交往。如果一个人没有亲人、朋友,他会感到孤独、寂寞、焦虑、恐惧,如果他有亲人、朋友,就会感到充实、快乐、安全。

2. 促进个人成长

人际交往是个人社会化的起点,一个人成长的过程就是一个不断开放自己、与更多的人和更广范围的人交际的过程,交往对个体发展的作用表现在以下三个方面:(1)获得自信与自尊,激发发展的动机;(2)获得社会经验,促进社会化发展;(3)获得他人的帮助,提高发展的效率。总之,在个人的发展过程中,离不开他人的相互作用,离不开他人的理解、支持、肯定、帮助,自我认识也离不开他人作为自己定位的镜子的作用。

3. 促进心理健康

在心理咨询的实践中会发现绝大多数人的心理危机与缺乏正常的人际交往和良好的人际关系相联系,如没有形成友好、合作、融洽的人际关系的人,常会出现压抑、敏感、自我防卫、难于合作的现象,情绪的满意程度低。

（二）有用的人情世故

人情世故是日常生活中积累的约定俗成的行为规则。在有专业知识与技能的情况下,人情世故能够帮助我们缓和与他人之间的紧张度,也比较容易让人感到与自己交往的愉悦感与适度感。

（1）即使不是大人物，也要用请教的态度和口吻与之对话，因为良师益友往往来自不起眼的生活与工作中。

（2）经常找到朋友、伙伴与同事（甚至小孩子）值得肯定的方面，即使是家长、老师、上级或领导也需要被肯定，但应尽量在私下场合说；一般朋友与同事则应公开赞扬。

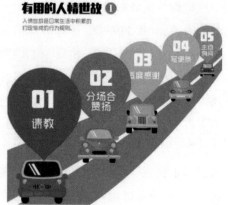

（3）别人对自己的相貌、事情、人品表示赞扬时，不要表现出理所当然的样子，也不要假意否认，合适的方式是表示感谢，尤其感谢朋友的肯定与支持。

（4）会写便条会让别人刮目相看，所以应该学会使用便条，这样会让人觉得你很规范。

（5）如果你是新手或者地位比较低的人，要勇于问问题，主动询问别人的需要，而不要等领导或者资深的同事对你表现出亲和。

（6）不宜向别人索要礼物，收到礼品不管喜不喜欢都要表示感谢，因为送礼者会很在乎你的反应；不适合把一处得来的礼物转送给另一处。

（7）主动介绍自己的朋友给其他人，或者主动在你认识的朋友之间穿针引线。有不同地位的朋友在的场合，要保持微笑，体贴地招呼那些内向、不为人注意、可能有点自卑感的朋友。在其他社会场合，对于社会地位较低者的处境，尤其是自己不能适应的生活条件与生活习惯时，尽量不要表现出不适感与负面表情，尽量主动向社会地位较低者打招呼。

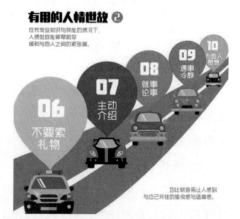

（8）别人做错了事情，注意就事论事，不要用情绪性的方式批评别人，避免评价别人的人格、个性与家庭教养。如能提出解决方案，批评就更有建设性。也不要一味批评，批评时不忘肯定别人的长处。如果批评时能比较幽默，往往负面效果会少些。被批评或者尴尬的时候能幽默自嘲，也能提高交流的建设性。

（9）如果问题争执不下，就不要继续火上浇油。冷静下来，多收集一些数据材料，想得更明白点再说。

（10）一个人的社会地位是别人对他负有的社会债务感的总和，要尽量不谈回报地先为别人做点什么。

（三）小和尚的快乐秘方

在一个深山老林里，有两座相距不远的寺庙。甲庙的和尚经常吵架，人人戒备森严，生活痛苦；乙庙的和尚一团和气，个个笑容满面，生活快乐。

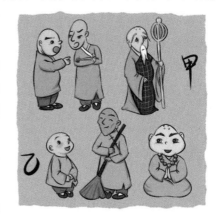

甲庙的主持看到乙庙的和尚们天天和睦相处，相安无事，心里非常羡慕，但又不知其中的奥妙所在。于是，有一天他特地来到乙庙，向一位小和尚讨教秘方。

主持问："你们有什么好方法使庙里一直保持和谐愉快的气氛呢？"

小和尚不假思索地回答："因为我们经常做错事。"

正当甲庙主持感到疑惑不解之时，忽见一和尚匆匆从外面回来，走进大厅时不慎摔了一跤。这时，正在拖地的和尚立刻跑过来，一边扶他一边道歉："真对不起，都是我的错，把地拖得太湿了，让你摔着了。"

站在大门的和尚见状也跟着跑过来说："不，不，是我的错，都怪我自己太粗心，忘记提醒他这里刚拖过地了。"

甲庙主持看到了这精彩的一幕，恍然大悟。

原来，自责既是对他们的道歉，也是对自己心灵的解脱，它既可以化暴戾为祥和，也会使人真心相对。逃避责任只会引起人与人之间无谓的争吵、隔阂的加深。

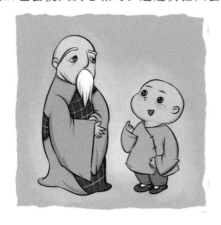

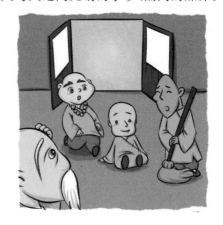

三、你来问,奔奔答

(一) 影响职场人际关系的因素是什么?

有报告显示,人际关系已成为继工作压力之后的困扰人们的第二大心理疾患,已经超过了工作压力对职场中人士的心理压迫。可见,一个人如果在职场中善于与周围人保持良好的关系,经常与别人进行情感交流,就会感到心情舒畅,感到"安全",自然也有助于人的心理健康。

那么,影响职场人际关系的因素有哪些?

心理学家认为,人际关系受到认知、情感、人格、能力四种心理因素和行为举止因素的影响。职场人际关系作为社会人际关系的一种重要方面,同样也受着四种心理因素的影响。

1. 认知因素

认知因素是人际知觉的结果,包括三个方面,即自我认知、对他人的认知和对交往本身的认知。对自我的认知会影响人际交往中的自我表现,对他人的认知会左右对他人的态度和行为,对交往本身的认知影响交往的目的、广度和深度。

2. 情感因素

人际交往中的情感因素,是指交往双方相互之间在情绪上的好恶程度、情绪的敏感性、对交往现状的满意度以及对他人、对自我成功感的评价态度等。人际交往中的情感表现应该适时适度,随客观情况的变化而变化。

3. 人格因素

人格因素对人际交往有至关重要的影响。一些不良的人格特征,如虚伪、自私自利、不尊重人等,容易给人留下不愉快的感受乃至一种危险感,会影响人际交往。因此,好的人际交往离不开双方良好的人格品质。

4. 能力因素

交往能力欠缺是影响人际交往的原因之一。比如有些人,交友愿望强烈,然而总感到没有机会;想表现自己,却出了洋相等。人际交往的能力不是固定不变的,可以通过有意识的锻炼来提高,关键要多进行交往实践、多动脑筋。

(二) 职场人际关系处理技巧?

在职场中能把复杂的人际关系变得简单的最大秘诀是:尊重对方,严于律己。

我们一般容易对自己宽恕而对他人严格,对自己的缺点视而不见,却专挑别人的毛病。因此,如果能用对自己严格、对他人宽容的态度与人相处,会减少很多人际关系的纠纷。具体可运用以下技巧:

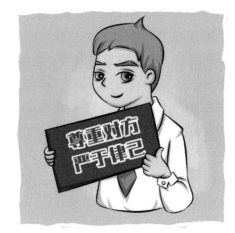

1. 牢骚怨言要远离嘴边

不少人在工作中,总是怨气冲天、牢骚满腹,逢人就大倒苦水。也许你是把发牢骚、倒苦水当作是与同事们真心交流的一种方式,但过度的牢骚怨言,会让同事们感到厌烦。

2. 学会尊重与赞美

心理学家马斯洛曾经说过:人类最大的欲求就是想得到他人的认可。因此,职场良好的人际关系要学会发现同事的优点和长处,并真诚地用语言坦率地表达出来。

3. 做到少说多听

与同事一起交谈,你不能只说有关自己的话题,这样的谈话就成了"我……我……"的类型。这种谈话总是围绕着自己的生活,时间久了他们便会失去兴趣,并开始畏惧你喋喋不休的"我……"甚至可能躲着你。

4. 将幽默渗透到言谈中

在职场的人际交往中,幽默诙谐具有十分重要的价值。有的人在工作场合一说话就感到紧张不安,这时如果你掌握了幽默的技巧,就可以摆脱不安了。说话要深刻有力,就要学会运用诙谐的力量。因为幽默能给人们留下亲切而可敬的印象,从而使你的观点为人家所认同。

5. 与不同性格的人搞好关系

与同事、上司们相处,你没有权利也没有必要只挑选那些你喜欢和合得来的人。你必须积极主动地努力适应职场中各种性格的人,这样你的工作才可能顺利进行。

性格合得来也好,合不来也好;你喜欢也好,讨厌也罢,你都必须与其他同事齐心协力工作。真正的职场高手,能在陌生的环境中迅速与周围的人达成一片,并且能建立良好的互动关系,他们能轻而易举地搞好人际关系。

（三）人际交往有哪些心理效应?

1. 登门坎效应

1966 年,美国心理学家曾作过一个实验:派人随机访问一组家庭主妇,要求她们将一个小招牌挂在她们家的窗户上,这些家庭主妇愉快地同意了。过了一段时间,再次访问这组家庭主妇,要求将一个不仅大而且不太美观的招牌放在庭院里,结果有超过半数的家庭主妇同意了。与此同时,派人又随机访问另一组家庭主妇,直接提出将不仅大而且不太美观的招牌放在庭院里,结果只有不足20%的家庭主妇同意。

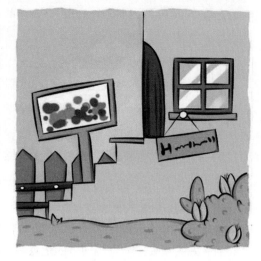

不言而喻,前一组的家庭主妇同意率之所以超过半数,是因为在这之前对她们提出了一个较小的要求;而后一组的家庭主妇同意率之所以不足20%,是因为在这之前对她们没有提出一个较小的要求。换句话说,前一组的家庭主妇的同意率之所以高于后一组的家庭主妇,是因为人们的潜意识里总是希望自己给人留下首尾一致的印象。心理学家将这种心理现象称为"登门坎效应",即指一个人接受一个小的要求后,往往愿意接受一个更大的要求,犹如登门坎时要一级台阶一级台阶地登,这样能更容易更顺利地登上高处。

2. 黑暗效应

有一位男子钟情于一位女子,但每次约会,他总觉得双方谈话不投机。有一天晚上,他约那位女子到一家光线比较暗的酒吧,结果这次谈话融洽投机。从此以后,这位男子将约会的地点都选择在光线比较暗的酒吧。几次约会之后,他俩终于决定结下百年之好。这件事情给我们的启示是:在光线比较暗的场所,人们更容易亲近。

心理学家研究后的结论是,在正常情况下,一般的人都能根据对方和外界条件来决定自己应该掏出多少心里话,特别是对还不十分了解但又愿意继续交往的人,既有一种戒备感,又会自然而然地把自己好的方面尽量展示出来,把自己的弱点和缺点尽量隐藏起来。因此,这时双方就相对难以沟通。如果双方约会于光线比较暗的场所,彼此看不清对方的表情,就很容易减少戒备感而产生安全感。在这种情况下,彼此产生亲近的可能性就会远远高于光线比较亮的场所。心理学家将这种现象称为"黑暗效应"。

3. 自己人效应

在人际交往中,彼此会相互影响。这种相互影响有时是无意的,有时则是有意的,即一方对另一方有意识地施加影响,以便矫正对方某种行为。有意施加影响的技巧很多,其中"自己人效应"便是其中之一。所谓"自己人",是指对方把你与他归于同一类型的人。"自己人效应"则是指人们对"自己人"所说的话更信赖、更容易接受。

我们怎样在人际交往中发挥"自己人效应"而增强影响力呢? 首先,应强调双方一致的地方,使对方认为你是"自己人",从而使你提出的建议易于被接受。

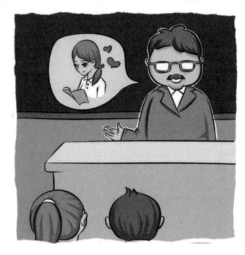

为了矫正中学生早恋的倾向,有位教师在一次讲座的开场白是这样的:"记得自己年轻时,班上有一位异性,不知怎么搞的,我老是会想到她,在上课时也会禁不住看她一眼。"然后,这位教师指出这是青春期性萌动的正常反应,再接着谈自己对早恋的看法。这样的效果就比较好,中学生们会觉得亲切可信,从而对这位教师的建议愿意听取采纳。

其次,努力使双方处于平等的地位。你要想取得对方的信赖,先得和对方缩短心理距离,与之处于平等地位,这样就能提高你的人际影响力。冯玉祥将军在他的"丘八诗"中号召士兵:"重层压迫均推倒,要使平等现五洲。"他热爱体贴士兵,关心他们的生活,曾亲自为伤兵尝汤药,擦身搓背,甚至和士兵一样吃粗茶淡饭。所以,士兵们都感到冯将军没有架子,与自己处于平等的地位,因而都尊重和听他的话,有什么想不通的事都愿意找他说。

再次,要有良好的个性品质。心理学研究证明:具备开朗、坦率、大度、正直、实在等良好个性品质的人,人际影响力就强;反之,有傲慢、以自我为中心、言行不一、欺下媚上、嫉贤妒能、斤斤计较等不良个性品质的人,是最不受欢迎的人,也就没有人际影响力可言。所以,我们每个人要加强良好个性品质修养,以增强自己的人际影响力。

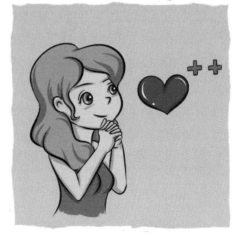

4. 增减效应

在人际交往中,我们总是喜欢那些喜欢我们的人,总是不喜欢那些不喜欢我们的人。然而,人是复杂的,其态度不是一成不变的,当对方对我们的态度在喜欢与不喜欢之间转变时,我们会有什么样的反应呢?为此,心理学家们做了一系列实验。其中有这么个实验:

被试为八十名大学生,将他们分成四组,每组被试都有七次机会听到某一同学(心理学家预先安排的)谈有关对他们的评价。其方式是:第一组为贬抑组,即七次评价只说被试缺点不说优点;第二组为褒扬组,即七次评价只说被试优点不说缺点;第三组为先贬后褒组,即前四次评价专门说被试缺点,后三次评价则专门说被试优点;第四组为先褒后贬组,即前四次评价专门说被试优点,后三次评价则专门说被试缺点。当这四组被试都听完该同学对自己的评价后,心理学家要求被试们各自说出对该同学的喜欢程度。结果发现,最喜欢该同学的竟是先贬后褒组而不是褒扬组,因为这组的被试普遍觉得该同学如果只是褒扬或先褒后贬均显得虚伪,而先贬后褒则显得客观与有诚心。

实验的结果,使心理学家们提出了人际交往中的"增减效应",即我们最喜欢那些对我们的喜欢显得不断增加的人,最不喜欢那些对我们喜欢显得不断减少的人;一个对我们的喜欢逐渐增加的人,比一贯喜欢我们的人更令我们喜欢他。当然,我们在人际交往中不能机械地照搬"增减效应"。因为我们在评价人时,所涉及的具体因素很多,仅靠褒与贬的顺序变化不能说明一切问题。倘若我们评价人时不根据具体对象、内容、时机和环境都采取先贬后褒的方法,往往会弄巧成拙。尽管如此,这种"增减效应"仍然有其合理的心理依据:任何人都希望对方对自己的喜欢能"不断增加"而不是"不断减少"。

所以,在人际交往中不妨运用"增减效应",这或许会使你成为受欢迎的人:当你评价人时可以先说对方一些无伤尊严的小毛病,然后再恰如其分地给予赞扬;当你新到一个单位时,可以先给人平平凡凡的印象,然后再逐步施展自己的才华;当你是销售员时,称货给顾客切莫先抓一大堆放在称盘里再一点点地拿出,而要先抓一小堆放在称盘里再一点点地添入……

四、和奔奔一起玩测试与训练

(一)人际交往能力基本测评

仔细领悟每道题,根据自身情况做出选择。

1. 邀请您参加一个活动,这个邀请又非常重要,您去时(　　)。

A. 穿着随便 　　　　　　　　B. 穿适合这种场合的衣服

2. 朋友的爱好您不欣赏,可他向您征求意见时,您会(　　)。

A. 直截了当表示反对 　　　　　B. 找出一个得体的说法

3. 因为疏忽,一天安排了两个约会,您将赴哪个约会呢?(　　)

A. 赴先定的那个约会 　　　　　B. 赴更重要的约会

4. 朋友因家庭纠纷找您,希望能听听您的建议,您怎么办?(　　)

A. 不表示自己的态度 　　　　　B. 按您的看法评价谁是谁非

5. 有一个朋友滔滔不绝地叙述一个电视节目,而您认为这个节目没有意思,于是您说(　　)。

A. 这个节目我没有看过,但我想看看

B. 我看过,但不喜欢

6. 朋友怀疑自己买的新宝马车太贵了,您认为确实买得贵时(　　)。

A. 直接说出您的看法 　　　　　B. 向他表示祝贺

7. 做客时有人讲有趣的故事却记不清结尾,而您知道结尾时(　　)。

A. 您将结尾讲出来 　　　　　　B. 您保持沉默

8. 假如您遇到一个人,但想不起他的名字时,您怎么办?(　　)

A. 难为情地急于走开 　　　　　B. 坦率地承认您记不起他的名字了

9. 要是有件小事(如头痛或家务事)使您苦恼时(　　)。

A. 您闷在心里 　　　　　　　　B. 随便告诉熟人

计分与结果分析:

1~5:ABAAA;6~9:BBBB。(与答案一致的得 1 分)

7~9 分:人际关系很好,有很多真正的朋友。

4~6 分:人际关系还不错,但要克服爱批评人的毛病。

0~3 分:很直率、豪爽,但要避免说话直来直去,减少交往中的麻烦。

(二)仪表魅力测评

请根据自己的第一印象回答下列问题,不要做过多的思考。

1. 如果别人说您是个温和的人,您会(   )。

A. 漠不关心地认为:"别人怎么说,我无所谓"

B. 心胸狭窄地认为:"我的胆子实在太小了"

C. 暗暗地下决心:"今后要更温和些"

2. 在公共汽车上,如果旁边的小孩又哭又闹,您会(   )。

A. 讨厌地认为:"真烦人,家长有办法制止他就好了"

B. 认为:"小孩子真没办法,什么也不懂"

C. 认为:"教育孩子真不容易啊"

3. 和朋友争论完了回家之后,您一个人独处时,您会(   )。

A. 遗憾地认为:"当初我如果那样说就能反驳倒对方了"

B. 后悔地认为:"当时没有充分说明自己的想法"

C. 高兴地认为:"人的想法真是各不相同,很高兴有机会能谈论自己的想法"

4. 当您突然遇到一个很会打扮的人时,您会(   )。

A. 说道:"服装有什么必要去讲究呢? 随便一点不是更好吗"

B. 羡慕地说:"我也要那样打扮"

C. 认为:"装束能体现一个人的内心世界"

5. 如果不是您的错,但结果却给对方添了麻烦,您会(   )。

A. 认为:"因为不是我的错,不道歉也可以"

B. 道歉地说:"因为没办法,对不起"

C. 诚恳地赔礼:"不管怎样,是我给对方添了麻烦"

6. 如果别人说您是一个独具一格的人,您会(   )。

A. 生气地认为:"一定是在讽刺我"

B. 认为:"不管怎样,别具一格是好事"

C. "我独特在哪里呢?"在考虑这个问题的同时,心中颇有些兴奋

7. "人类只有相互帮助才能够生存"对于这个观点,您认为(   )。

A. 如果都为别人着想,那就不能生存

B. 道理上是这么说,但人往往是自私的

C. 要认真做到这一点也许难,但我一定努力去做

8. 如果在谈话时,朋友的优点受到别人的赞扬,您会(   )。

A. 那人果真这样吗,然后强调其缺点

B. 我该怎么说才好呢

C. 一起赞扬道:"我也这么认为"

9. 如果别人问您:"您是受欢迎的人还是不受欢迎的人?"您会(　　)。

A. 不高兴地回答:"不知道受欢迎还是不受欢迎"

B. 置之不理

C. 深思片刻道:"我究竟属于哪一种人呢?"笑着说道,"我还算是受欢迎的"

10. 陌生人向您问路时(　　)。

A. 对他的行为作出应有的回复

B. 怕麻烦,告诉他不知道

C. 告诉他详细的线路,把他引向正确的方向

计分与结果分析:

选择 A 得 1 分,B 得 2 分,C 得 3 分,然后把所得分相加。

15 分以下:不大会展示自己。

15~25 分:自我意识过强,可能会适得其反。

25 分以上:魅力发挥得当,属于受欢迎的人。

(三)提高人际交往训练

1. 思考以下问题,并找出自己在人际交往方面存在的差距。

(1)您是否具有只要自己在场,就能带给周围人喜悦的心情的能力。

(2)您是否了解交往对象的喜好与心理需求并乐于满足。

(3)您是否无微不至地关心与照顾朋友。

(4)您是否经常用积极的行动来帮助他人。

(5)您是否将"热诚、宽容、微笑"作为交际的座右铭。

(6)您能否在交往时既真诚、努力,又谨慎、策略。

(7)平时是否主动留意交往对象的个性、经历、兴趣、家庭等情况。

(8)是否注意学习他人的交往技巧。

(9)受托于人时能否竭心尽力,不辜负他人信赖。

(10)能否做到不轻率允诺他人,而一旦允诺则鼎力相助。

(11)检查您的交往,您有需要更加自信地处理的事情吗?

(12)您害怕由于把您的意见和感受表达出来而发生什么事吗?

(13)您有偶尔不冷静而愤怒地斥责别人之类的事吗?

2. 提高人际交往训练的方法。

（1）考察您交往状况的简易方法，坚持写一周或更长时间的日记，记下您胆怯行事的情境、有侵犯性的情境以及需要您自信处理的情境。

（2）选出对您来说需要改进以有益于您更加自信的交往，包括：在您怀有不满、愤怒困窘、对别人感到恐惧时；或因没有勇气表达您自己而出现自我贬低的感情时；您表面上表示礼貌道歉，其实是胆怯或允许别人居您之上时；您暴怒或胜过别人时表现出的侵犯性交往也包括在内。

（3）集中于过去的特定事件。闭上眼睛几分钟并且生动地想象事件的细节，包括您和其他人说的话，您当时及以后的感受。

（4）记下并回顾您的反应，问自己下列问题，以确定您怎样表现自己：

眼睛接触：您以放松的、不断地凝视来直视他人吗？向下或向远处看表示缺乏自信。始终不断地凝视是侵犯性反应。

手势：您的手势恰当、自由挥动，放松并且用来有效地强调您要表达的信息吗？笨拙、拘谨表示紧张，其他手势（如愤怒地紧握拳头）代表侵犯性反应。

身体姿势：您以下列方式来表示您的信息的重要性吗？ 直接面对他人；向他人那边倾斜头部；适当地坐或站着；离别人近些。

面部表情：您的面部表情表现出了与自信相一致的坚定、严肃的神态吗？

音调和音量：您的反应保持了一种坚定而健谈的语调吗？ 叫喊表示愤怒；细声细气表示羞涩；粗哑的声音表示紧张。注意，听自己的录音后进行改进是一种练习音量的方法。

讲话的流畅性：您讲话平稳、清晰而缓慢吗？讲话快或犹豫表示紧张。只录下自信的反应，然后再到问题情境中去尝试。这样的训练能促进讲话的流畅性。

时间选择：在允许您和其他人对事件做评论时，您是否最先就问题情境做出言语反应呢？ 一般来讲，在允许的同时发生是最好的。但是对特定的情境，应当在以后处理，比如对老板的错误陈述提出异议，应当在私下进行，而不是他正在群体面前自我表现的时候。

信息内容：就问题情境而言，哪种情况您的反应是不自信的或侵犯性的？ 哪种情况下是自信的？ 考察其内容并考虑您为什么以一种不自信或侵犯性的方式做出反应。

（5）观察一个或多个有效的模式。在您存在问题的方面，观察自信者的言语和非言语方法，比较他们的方法与您的方法的结果。如果可能的话，还可以讨论他们的方法以及他们使用这种方法的感受。

（6）列出一系列的可供选择的、变得更自信的方法。

（7）闭上眼睛想象您正在使用以上各种可选择的方法。对于每一种方法,反复考虑与结果相联系的最完美的形式。选出一种或几种联合的、您认为对您来说有效的方法。通过意象,练习这种方法,直到您感到满意并能为您所用的时候为止。

（8）与其他人如同事、咨询师一起使用角色扮演的方法。如果您的方法中的某些方面显得粗陋、笨拙、胆怯或有侵犯性,那么您就在实际中加以矫正,直到您对这种方法感到自如为止。从他人那里获得有关您的方法的作用和不足的反馈。

（9）重复 7、8 两个步骤,一直到您发展出一种您感到满意并且相信最适合您的自信的方法。

（10）在真实的生活情境中使用您的方法。设计前面的步骤就在于让您对真实事件做好准备。如果您仍然过于害怕尝试而不能变得自信,那么重复（5）～（8）。

（11）反省您的努力的有效性。考察第 4 步中讨论的自信行为的非言语和言语准则。在您的反应中,什么成分是自信的、侵犯性的和不自信的? 您努力的结果是什么? 使用这种新的行为方式后,您的感受如何?

（12）期望通过早期努力有所改进,但并不意味着个人完全满意了,发展与其他人的有效交往是一个不断学习的过程。

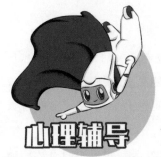

第四篇 心理辅导

第一节 心理咨询与心理治疗

一、奔奔讲故事

自从得知前夫上个月再次结婚的消息传出以后,陆晓晴的心里始终惴惴不安。半年前她悄悄地跟前夫办理了离婚手续,心情低落了很久,到如今还没恢复,上班也没精打采。她觉得,离了婚的女人肯定被人看不起,于是对外界一直刻意隐瞒了这件事情。这次前夫再婚的事情,很多同事都知道了,陆晓晴心里的不安越发严重了。

"她们肯定在说我呢!她们看我的眼神都不对,大家都瞧不起我啊……"陆晓晴从办公桌旁边偷偷望过去,不远处,几个女同事正站在过道里说笑着聊天,偶尔侧过头朝她这个方向看一眼。渐渐地,陆晓晴觉得泪水开始在眼眶里打转,强烈的自卑感涌上心头。

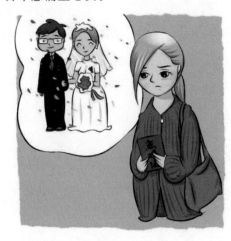
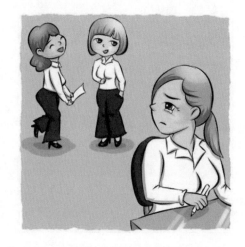

连续一个多月,陆晓晴食欲下降得非常明显,几乎每餐都吃不下什么东西。晚上开始睡不着觉,白天工作也是心不在焉,频频出现失误,平时关系还不错的同事好心过来帮她,反倒被她激动地拒之门外。陆晓晴自己发现了这些不对劲,连忙请假去医院看病检查,可却被医生告知,没有疾病。那她到底是哪里出了问题,她应该怎么办呢?

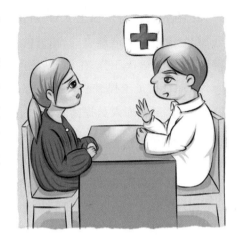

二、奔奔荐阅读

(一)员工心理援助计划(EAP)

所谓员工援助计划(EAP,Employee Assistance Program),又称员工心理援助项目、全员心理管理技术,是由企业组织为员工设置的一套系统的、长期的服务项目,通过专业人员对组织的诊断、建议和对员工及其直系亲属提供的专业咨询、指导、培训,帮助改善组织的环境和氛围,解决员工及其家庭成员的各种心理和行为问题,以及提高员工在组织中的工作绩效。

1. 在企业层面上 EAP 希望达到的目标

(1)进行雇佣前测评(如协助人资部对招聘人员进行心理测试,各项能力和个性的测评);

(2)提高员工绩效(如办事效率,激发员工工作动机等);

(3)减少旷工和员工流失,提高员工忠诚度;

(4)降低工伤和事故;帮助企业平稳地度过人事变动的特殊时期(如并购、重组、裁员等);

(5)提供跨文化适应服务,帮助不同文化背景的员工更好地沟通合作;

(6)提升企业人文关怀形象,增加员工归属感;

(7)节约成本;

(8)降低安全生产事故的增加(参考数据:只有 20% 的职场事故与环境或机器相关,80% 的职场事故由人为失误造成。EAP 能主动寻求服务对象并进行早期干预,降低生产事故发生率)。

2. 在员工本身层面上 EAP 希望达到的目标

（1）为员工创造健康的、正向的工作环境；

（2）提供解决工作、生活、情感问题的资源；

（3）90 后员工提升心理抗压能力，心理耐挫能力；

（4）基层管理人员提高管理水平，办事效率，沟通协调能力；

（5）预防、减少或者补救可能影响工作绩效的个人问题；

（6）对于婚丧病假的员工给予心理支持；

（7）提供高质量的心理保健服务；

（8）改善员工的工作表现和工作满意度；

（9）遵守严格的保密制度以保护个人隐私。

（二）认识心理咨询

心理医生并不是万能的，许多事情他无能为力，如酒依赖、戒烟、药物滥用、同性恋、疼痛、身体或精神残疾、境遇不佳、升职受阻等。尤其是对现实困境，医生没有能力帮助你改变。如果你向咨询师抱怨"他为什么会有婚外恋？""他为什么会抛弃我？""老板为什么炒掉我？""我为什么这么不幸？"那他唯一能做的只能鼓励你接受，把问题或困难看成是生活的一个部分，在这个部分你感觉不好，在其他生活层面，你还得保持正常的行为与好的感觉。

许多来访者很自然地抱着这样的想法：我有一个问题，我需要求助，需要咨询师对问题的解决意见，至少给我一个主意。或者我有一个烦恼，我希望咨询师能帮助我化解，看过心理医生后，烦恼就应该不再存在了。但咨询师往往没有明确的观点，只是问你能做什么？你能承受多大的自我改变，或者如果问题不消失，你能忍耐它多长时间。如果你硬是要医生给你一个是或否，而他要不含糊其词，要不就顾左右而言他。

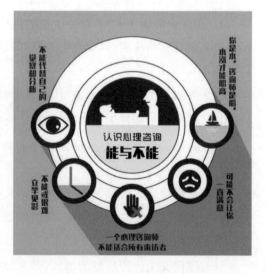

其实，你的故事，他在听，但他却是用眼睛"听"。他观察你的表情、情绪、无意

识动作,分析你在如何说故事,故事里哪些内容是你的解释,哪些是你的判断,哪些是你的赋义。好的咨询师总是在激发你对自己的反思,使你从你的问题中看到自己,从感觉自己是一个无辜受害人,慢慢明白自己也可能是构成某个问题的"肇事者"。

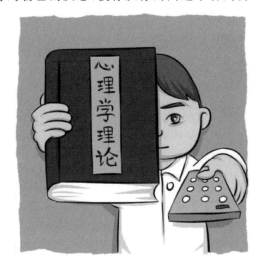

在我们的传统意识中,医生就是一种权威。很多人以为,只要找到一个很权威的咨询师,一切问题都可以搞定。但是,在咨询中有权威欲和表现欲的咨询师恰巧是糟糕的,他们喜欢躲藏在心理学理论后面遥控你或教导你,这可能是专业能力不够的表现。

1. 不能代替你对自己的觉察和分析

弗洛伊德说:"精神分析只能治好有精神分析头脑的人。"其大意就是,来访者才是咨询的主体。

如果你不想分析自己,心理咨询无论从时间上还是经济上就有点奢侈,就像用高射炮打蚊子。如果你只是需要一双好耳朵,最简单的办法就是打免费热线,热线咨询人员接受的训练就是倾听、共情与提供人性关怀。

咨询发生时,你可能感觉心理医生什么都没有做,他只是在提问,有时是一些非常古怪的问题,比如:"你的问题已经有两年的时间了,为什么是现在来看医生?""如果生活中发生什么奇迹,你的问题就不是问题了?""如果一天你已经习惯了有问题的生活,心理医生帮助你解决了问题你会反过来不安吗?"或者"有一天你觉得有问题比没问题好,医生怎么帮你把问题找回来?"等等。有些提问会有些匪夷所思,比如,

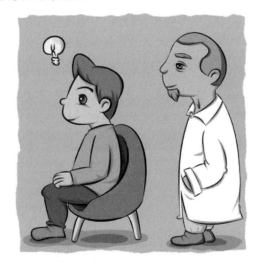

"如果你遇到一个外星人,他会怎样看你的问题?"而有些心理医生可能会对你的童

年或早年经历提问,尤其是你双亲的关系,或者在你成长中那些重要的关系人,你对这些人的内心感受与早年的创伤体验可能是你现在的内心结构、亲密能力、安全与信任感、行为与情绪体验的根源。医生可能让你领悟到,许多问题是你无意识的应用儿童时期与亲人的关系模式来处理现在的人际关系造成的,选择一种成熟的回应模式是你需要自己去决定的。

咨询发生后,真正的治疗就开始了,不过不是医生在做,是你在做,医生退到你意识的后台。你开始对自己每个行为、情绪、内心体验保持一种分析的态势,问题在于自己是否在重复那些无效的回应方式,是否已经选择了新的路径。以为咨询完了后自己什么都不能做,只能等着下一次咨询是非常糟糕的。你必须做新的尝试,到下一次咨询医生最关心的是在咨询之后你发生了什么改变。

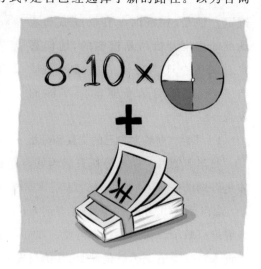

2. 不能或很难立竿见影

心理咨询不像普通医学,它并不那么在意诊断,也不是看一次病,开一次药方就能立竿见影的。一个最简明的短程治疗,也需要 8～10 次,每次 30～45 min。而除了时间以外,你还需要有经济上的准备。

3. 一个心理咨询师,不能适合所有来访者

成熟的咨询师会选择来访人,会根据情况来考虑是否接受这位来访者并与他建立真正的治疗关系。如果咨询师并不打算接受他,就不去触动那些深层的东西;如果接受,会主动与他讨论复诊时间,给他预约和讨论费用等问题。当然,咨询师不是根据自己的好恶来选择当事人,而是受自己专业和所受训练的范围限制。有的医生会判断当事人的求助动机,如果他觉得当事人准备不够,或者动机是要为自己的问题合理化,或者把问题的责任推给别人,那么心理医生不会那么投入,他会给一些必要的扰动,然后等待咨询的时机成熟。

咨询室里,心理医生只分析当事人,哪怕你一直在抱怨社会,抱怨他人,心理医生感兴趣的是你是如何在表述问题的,你刻意要扮演什么人,你在回避什么,是否是不做决定也不想承担责任,或者你在宣泄什么样的情绪等。至于别人对你做了什么,心理医生一点也没有听见,也不会形成什么印象。有些丈夫,觉得太太来看过心理医生了,担心医生对婚姻问题已经有了先入为主的观念,于是不愿随太太前往。其实,医生非常渴望听到丈夫的声音,要帮助太太走出困境,没有丈夫的参与就会困难许多。

4. 可能不会让你一直感到满意

很多人对心理咨询有一种误会,觉得就像咨询师和来访者坐在一起分糖果,大

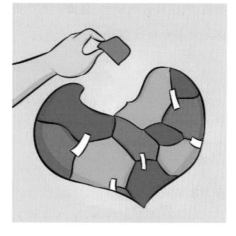

家一起乐呵呵。其实,咨询师很可能不会一直让你感到高兴、满意。在咨询的准备阶段,也许你会有好感觉,那是医生要和你建立咨询关系,等到了治疗阶段,由于医生的扰动,很多被你压抑了的痛苦体验会再现,你会有一段时间陷入心理紊乱,性格也会有些退行,希望依赖这个医生。这个阶段很重要,把压抑的情结释放出来,经过处理、整合、重建,人的内心可能就获得新生。

有些来访者感觉不好时,会认为是心理医生没有水平,于是自动脱离了。他们失去了自我觉察、分析、更新最好的时机。事实上,咨询中有一个很重要的内容,就是讨论与咨询师的关系。不少来访者,在咨询的过程对咨询师有意见,比如认为咨询师对他不够关心,或对咨询师的某些言行感到愤怒、不快,却不敢暴露出来,怕把咨询师得罪了。这样一来,咨询就缺乏坦诚,治疗效果就要大打折扣。其实,这些感觉是非常重要的,要随时让咨询师知道,以此来调整治疗关系。德国一项调查显示,长期的精神分析中(超过 2 年),有80％～85％的人对咨询感到满意,而中、短期

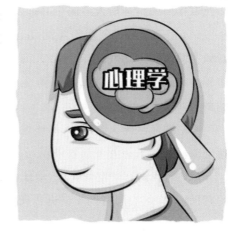

疗程,只有 70％的人对咨询感到满意。这是一个有趣的数字,也许因为,长期咨询能使来访者有机会对自己有一个深入的觉察和改变,提升心理健康水平和适应能力,而短期治疗,只是较浅层面地解决一些问题。

5. 你是水,咨询师是船,水涨才能船高

一旦形成了治疗关系,你必须投入,主动地坦承你的困惑与问题。不是干等着咨询师来做什么。如果你不投入,咨询师就只能等待,他是被动的,从属的。

　　投入的另一个方面是：一旦你决定接受心理咨询的帮助，就要拥有心理学的头脑，在生活的每时每刻保持努力地觉察和分析自己，寻找不一样的处理问题的方法，接受不一样的视觉。这些工作不仅在诊室里做，更要在生活里做。当你面对咨询师的时候，要告诉他在新的方法和视觉下，同样的情景不同的内心体验和效果，这样才能和咨询师形成良好的互动。其实，心理咨询成功的关键是来访者自身的准备、内在成长的动力、咨询中真正投入的程度。水涨船高，水就是来访者群体，船就是职业心理咨询师。

（三）什么样的人适合做心理咨询？

　　作为一种专业的助人活动，心理咨询越来越受到人们的关注与重视，但并非所有的问题都能够用心理咨询来解决，心理咨询专家们普遍认为适合作咨询的对象应具有以下几个特点：

　　（1）智力基本正常：表达力、领悟力与智力水平成正比。

　　（2）人格基本健全：无严重的人格障碍，具备基本的社会责任感、道德感、恐惧感、自控能力以及对人对事的真实、稳定的感情等。

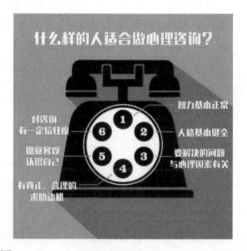

　　（3）要解决的问题与心理因素有关：主要由心理因素所引发的心因性问题、社会适应不良问题、情绪调节问题、心理教育与发展问题等。生物因素致病的患者以及发作期的精神病人不属于心理咨询范围。

　　（4）有真正的、合理的求助动机：自觉有心理烦恼或心理痛苦并愿意求询者效果好，经反复做工作仍无求询动机者、动机不正确者不适合做心理咨询；迫于他人压力前来求询者，易产生抵触情绪，过度使用心理防卫机制，增加咨询的难度。

　　（5）愿意客观认识自己：那些愿意客观地认识自己、善于内省、对他人的建议持开放心态的来访者咨询效果较好。

　　（6）对咨询有一定信任度：信任咨询、信任咨询师，期待通过咨询消除痛苦，获得帮助，这样的心态有助于促进咨询。

（四）心理咨询的流程

（1）当您希望和咨询师取得联系进行咨询时，必须预约咨询，预约一旦确定，请您留意您的预约时间。

（2）在第一次会面时间确定后，请您准时赴约。准时赴约，使心理治疗有一个良好开端，是心理治疗今后走向的风向标，也是咨询师判断您是否适合接受心理治疗的评价指标之一。

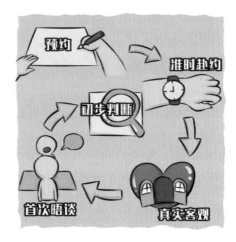

（3）首次晤谈没有特殊要求，并不要求做特别的准备，尽可能真实客观就可以了。心理治疗要求来访者在晤谈中，尽可能反映自己的真实情况，过多的隐瞒，可能会妨碍咨询师对您的病情做出判断。当然，治疗师会尊重您的隐私权，不介意您使用化名，不介意您隐瞒其他当事人的名字，不介意您隐瞒自己的工作单位。

（4）首次晤谈，是心理治疗的初步评估阶段，需要解决以下几个问题：①初步的诊断，需要判断是否有不适合接受长程动力性心理治疗的重症精神障碍，比如，精神分裂症、躁狂忧郁症、抑郁症、偏执型精神病等，这种情况应该寻求药物治疗，心理治疗不是主要的治疗方法；②确定来访者希望解决的问题的焦点和框架；③确定来访者"是否适合接受心理治疗?"，如果适合接受心理治疗，"采用什么方式的心理治疗比较合适?"

（5）在初步评估结束之后，治疗师将对您的问题做出一个初步的判断，这些判断包括诊断、严重性的初步评估、治疗的大致预后等。然后，治疗师将同您一起协商以下一些具体问题，如心理治疗的形式、治疗的频度、治疗时间等，以及关于失约、迟到、意外、请假等情况的处理。请注意：初诊后的咨询活动仍需要预约。

三、你来问，奔奔答

（一）在哪里可以获得专业心理帮助?

目前，社会上可提供心理帮助的机构和部门很多，概括起来说有心理热线、心理咨询中心、心理门诊或心理诊所、心理病院和精神病院等等。一般来说,紧急的日常心理危机,如自杀、家庭纠纷和一般性的心理烦恼,适合通过心理热线暂时缓解。学习障碍、轻度社会适应不良,适合到社会教育工作者主办的心理咨询中心接受心理咨询。神经症、人格障碍和性心理障碍等发病时间较长,有一定人格基础的心理障碍,适合去心理门诊或心理咨询机构接受系统的心理治疗。而精神分裂症或躁狂、抑郁等重症精神病,在发作期适合到精神病院接受以化学药物治疗为主的专业治疗。

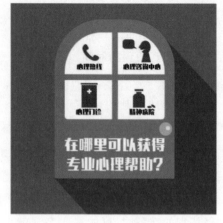

　　而在企业中的心理咨询,国际上通用的做法是建立员工帮助计划,它是由企业为员工设置的一套系统的、长期的福利与支持项目。通过专业人员对组织的诊断、建议和对员工及其直系亲属提供专业指导、培训和咨询,旨在帮助解决员工及其家庭成员的各种心理和行为问题,提高员工在企业中的工作绩效。据统计,在世界财富 500 强中,有 80% 以上的企业建立了 EAP 项目。

　　(二)什么是心理治疗?

　　心理治疗是心理工作者利用语言、表情、姿势、态度和行为影响并改变患者的感受、认知、情感、态度和行为,减轻或消除患者痛苦的各种情绪、行为以及躯体症状,以达到恢复健康的目的。

　　心理治疗的方法目前有 25 种之多,常用的有:认知疗法、行为疗法、森田疗法、精神分析疗法、催眠疗法等等。

　　(三)心理辅导有哪些种类?

　　心理健康辅导是指心理辅导者与受辅导者之间建立起一种具有咨询功能的融洽关系,以帮助来访者正确认识自己,接纳自己、进而欣赏自己,并克服成长中的障碍,改变自己的不良意识和倾向,充分发挥个人潜能,迈向自我实现的过程。

心理辅导的种类一般有以下几种：

1. 门诊辅导

门诊辅导即在心理咨询室坐等来访者上门咨询，一周集中固定时间进行，若在咨询时间外有来访者，也接受咨询。

2. 书信或网络辅导

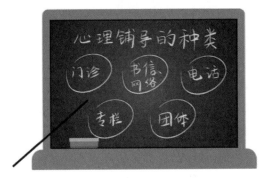

该种辅导即通过书信、网络等交流形式进行心理辅导。操作简单，运用方便，非常适合对自己的心理障碍有顾虑，比较胆小、怯懦的人群，这种咨询方式随时进行，及时回复。

3. 电话辅导

公布心理咨询专用电话，与辅导对象通过电话进行沟通。

4. 专栏辅导

专栏辅导是结合实际，通过广播、报纸、网络等形式对群体的典型心理辅导进行解答。

5. 团体心理辅导

该种辅导即针对团体中存在的普遍问题进行当面集中指导和咨询，可结合群体对象的实际开展团体辅导项目。

（四）咨询师和来访者可以做什么？

1. 来访者应该做到的或可以做的

（1）坦诚地向咨询师表露自己，不必掩饰或伪装。来访者应把自己个人的限制、内心真正的困惑或咨询过程中产生的问题、感受都及时地与咨询老师沟通，以便更快更好地达到咨询效果。

（2）自愿自由。是否开始或终止接受心理咨询都由来访者本人决定，咨询师只能提出建议，无权强硬要求。相应地，随意地终止给咨询带来的不良影响也由来访者本人承担。另外，来访者可以自由选择咨询师，以使个人问题得到更有效的帮助。咨询过程中，若对咨询方向或方法有异议，可与咨询师进行必要的讨论并修正。

（3）尊重咨询师。来访者必须提前预约咨询时间，并严格遵守。认真配合咨询师的工作,按时完成"作业",把个人的感悟与改变有效地反馈给咨询师。

(4)自主。心理咨询的理念是"助人自助",所以咨询的主角不是咨询师,而是来访者自己。不要期待咨询师为你做主,给你出主意、想办法,甚至做决定,即不能过分依赖心理咨询,也不要以为咨询总能一次性解决问题。事实上,心理咨询不是"一帖灵",世上没有灵丹妙药,所以请记住,只有你自己才能真正解决你的问题!

2. 咨询师应该做到的或可以做的

(1)真诚。不论来访者有什么类型的问题,咨询师都会积极关注,无条件地接纳他们的情绪感受。在咨询师的概念里,不会出现"来访者的问题不成问题或不被接受"之类的想法,他们会营造温暖的咨询氛围,真诚地向来访者表露自己对问题的看法和感受,和来访者一起面对问题、讨论问题,进而解决问题,当咨询师个人有限制时,坦诚地告诉来访者并及时转介给其他咨询师或是相关部门。

(2)耐心。来访者的问题有些可能只需一次面谈,有些则需多次;有些可能比较具体明确,有些甚至来访者自己都不清楚,还有些可能说起来比较琐碎混乱……不管来访者的问题是什么性质,咨询师都会耐心地倾听。来访者不必太在意自己的言语组织和逻辑表达,只需真诚地表述。

(3)平等。咨询关系中双方是平等的,是应该相互尊重的,咨询师会像朋友一样耐心倾听来访者的心声,尽力了解并理解来访者的思想,站在来访者的立场上去感受其内心世界。咨询师不会以训导者的身份自居,不会对来访者的问题进行不适当的道德谴责或是情感批判。

(4)保密。保密是心理咨询的工作原则之一,也是职业道德的集中体现。来访者的个人信息及咨询的相关问题不会被随意谈论,来访者的信息登记表不会被带出咨询室之外的任何地方。一般地,来访者是否接受过咨询以及咨询的内容都不会被透漏给心理咨询中心以外的非专业人员。但下述几种情况除外:

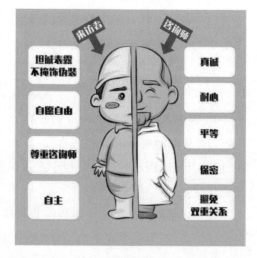

① 来访者出现自我伤害或伤害他人的倾向。有必要通知来访者所在的院系老师、父母以及相关人员,以采取必要的措施。

② 来访者的问题涉及法律责任,如有必要,咨询师应将信息资料呈交有关

机构。

（5）避免双重关系。咨询师不得接受求助者的礼物，且不在咨询之外与求助者进行咨询性质的面谈。

（五）如何指导和处理员工婚外恋的困扰？

婚姻家庭问题是个人隐私中最隐秘的部分，能够与心理咨询师敞开心扉，是对咨询师极大的信任，因此，我们必须注意：

（1）严格保密。

（2）充分尊重、了解并接纳当事人，不轻易用道德来论断和批评，为当事人建立一个安全的心理环境，让他们疗伤，得到支持和鼓励后去面对自己的问题。

（3）在当事人受到巨大伤害，开始退缩或有报复意念时，心理咨询师要小心谨慎地处理。

（4）运用专业知识和辅导经验，客观地分析问题，逐步引导，在需要其他资源时也要注意在有限范围内保密。

四、和奔奔一起玩测试与训练

（一）精神状态测评

请选择适合您自己的情况。

1. 在做事的条理性方面，更接近（　　）。
A. 在每晚准备好明天上班要带的东西
B. 家庭摆设井井有条，任何物品随手可取
C. 每天晚上要花很多时间找东西
2. 做事的态度更接近（　　）。
A. 凡是能做得，耐心做，绝不拖拉
B. 遇到困难，不勉强自己，有时重做
C. 得过且过，明天再做
3. 当遇到使自己失望的事情时，您的反应如何？（　　）
A. 能控制住感情，冷静思考后行动

B. 开始有些激动,最终能控制自己

C. 有时麻木不仁,有时惊慌失措

4. 与周围人相处时,自我感觉如何?(   )

A. 能互相尊重,和睦相处

B. 与家人还可以,与其他人无所谓好坏

C. 对周围人疑虑重重

5. 假日或业余时间,是怎么度过的?(   )

A. 事先已有充分安排

B. 根据当时的心情,即兴做出决定

C. 用于休息,很少外出

6. 睡眠情况如何?(   )

A. 睡眠充裕,醒后很舒服

B. 睡得不深,容易醒

C. 有失眠症,且常做噩梦

7. 对您目前从事的事情,有什么看法?(   )

A. 觉得很有意义,所以做得很愉快

B. 习以为常,所以没什么看法

C. 把事情看作负担,没有兴趣

8. 当您生病时会怎么做?(   )

A. 立即去医院

B. 实在忍不住了才去医院

C. 自己找些药服用

9. 对自己的记忆力,有何评价?(   )

A. 和以往一样,没什么两样

B. 最近发生的事也难以记起

C. 过去发生的事已想不起来了

计分与结果分析:

A 得 1 分;B 得 2 分;C 得 3 分。

9~15 分:精神状态较佳。性格坚强,了解能力、工作适应能力、感情状况都不错,这为生活幸福和事业成功提供了良好的先决条件。

16~22分:精神状态一般。对各种生活环境的适应能力正在减退,要改变需要一定时间,还要付出意志和物资方面的代价。

23~27分:精神状态欠佳。立即采取一定措施,加以改善,必要时可以去看专科或进行心理咨询。

(二)心理咨询记录(摘选)

1. 第一段咨询记录

求助者:父母不在身边,我一个人感觉很无助。我能力有限,买的房子付了首付后只能简单装修,从搞到这套房子到装修,都是我一个人。我同班组的人都是父母帮忙,而我父母来了就说这不好,那不好,我很伤心。他们只在有事的时候想起来看我,平时就总是说我不好。

咨询师:一个人在外工作是很辛苦的,你感到有些无助,我能理解你的感受。你父母对你装修的房子挑三拣四,没有体谅你的付出和辛苦,令你感到伤心,对么?

求助者:是的,他们只知道索取。

咨询师:你的描述让我感觉到,您的母亲是一位非常挑剔的人,对你有偏见,所以才觉得你做得不好,是这样吗?

求助者:不是的,她对我没有什么偏见。

咨询师:那她为什么对你的房间如此挑剔呢?

求助者:我也不知道她为什么这样……(沉默)就是觉得很伤心。

咨询师:你现在的心情似乎不太好,我们稍微放松一下好吗?

求助者:(点头,深吸一口气,叹气,并摘下眼镜)

咨询师:我们试着闭上眼睛想象一下这样的一种情景好吗,你一个人坐在公园的长椅上看书,看了很久,很累,于是你摘下那副非常昂贵的眼镜。能想象得到吗?感觉到什么了吗?

求助者:想象到了,感觉很放松。

咨询师:这时,你身边走过来一位年轻的小伙子,一下子坐碎了你的眼镜……现在你有什么感受?

求助者:很气愤。

咨询师:为什么呢?

求助者:他弄坏了我的东西。

咨询师：你的意思是说，他没有理由，根本不应该弄坏你的东西是吗？

求助者：当然不应该。

咨询师：而这时，我走了过来，并且告诉你，他是一个盲人。现在你有什么感受吗？

求助者：是个盲人？！

咨询师：对，是个盲人，你还生气吗？

求助者：不怎么生气了，很同情他。

咨询师：可是你的眼镜还是被他损坏了啊。

求助者：可是他是一个盲人啊！

咨询师：同样的结果，为什么你的态度会有这么大的转变呢？

求助者：开始我并不知道他有残疾当然会生气，后来你不是说他是盲人吗。

咨询师：你是说，真正令你生气的并不是因为眼镜被坐坏，而是他不应该；当你的态度发生转变的时候，也不是因为眼镜的失而复得，而是你内心给他的行为做出了一个合理的解释。是这样吗？

求助者：是的。

咨询师：既然你否定了你母亲对你的挑剔出于对你的偏见和反感，那么一定还有其他的原因使她这样做，会是什么原因呢？使你感到伤心和气愤的真正原因又是什么呢？

求助者：沉默…… 可能是我压力太大了，希望她能给我一些理解，结果她却总是挑剔我。

咨询师：能说说你的压力吗？

求助者：沉默，将目光避开咨询师，看地面，显出有些尴尬和不安。

2. 第二段咨询记录

咨询师：我看了你这个星期的日志，有很多事情令你不开心。

求助者：是的，我们谈了这么多次，我也意识到自己身上的一些问题，可是没办法。我就是没法忍受。

请求助者闭目，咨询师按照日志中记录的情况引导其想象曾经出现过的诱发事件的场景。例如：

咨询师：妈妈来到你的房间，挑剔房间不好，现在有什么感觉？

求助者：我很生气……

咨询师:继续想象,你体验到什么?

求助者:我很伤心,她在挑剔我……

咨询师:现在尝试着想想,妈妈到底是在挑剔你还是挑剔房间?

求助者:是在挑剔房间。

咨询师:你有感受到什么吗?

求助者:她是在挑剔房间,不是在挑剔我,感觉不那么生气了。

咨询师:试着重复一下这样的想法,妈妈并不是对我不满意,而是对房间有更好的建议,她提出建议的初衷并不是为了故意让我伤心,而是希望我能在房间里居住得更加舒适。你能做到吗?

求助者:我在尝试(轻声重复咨询师的指导语)

咨询师:现在感觉怎么样?

求助者:感觉不那么伤心了,觉得妈妈还是在为我考虑,只是她说话的方式不太亲切。

咨询师:我想你已经找到了新的认知来替代"妈妈挑剔房间,就是挑剔我"的不合理信念,情绪也会随之好转的。

3. 如何教求助者学会躯体和认知两方面的应对技能

当求助者在发现自己面对某些情景无法控制脾气的时候,运用自我引导和放松的方法,调控自己的情绪反应的强度,从而帮助求助者学习控制自己的愤怒或者敌意情绪,并缓解由于情绪而带来的睡眠质量不高的情况。

(1) 精神放松:转移注意力,当你发现自己的情绪无法控制的时候,有意识地转移自己的注意力,暂时想想与这件事情无关的人和事。

(2) 自我暗示:咨询师指导练习,当求助者意识到自己的情绪十分激动时,轻轻地闭上眼睛,进行缓慢而深地呼吸,大声对自己说:"即使它使我心烦,但我知道如何应对,镇静,放松,深呼吸,不要对它太认真,我能控制自己的情绪,我相信自己。"

(3) 肌肉放松:咨询师指导练习。首先从手开始,握紧拳头,然后放松手,伸展手指,紧张和放松另一只手;使手臂和腕关节之间弯曲,然后放松;耸起肩部并放松;接下来是大腿、小腿、脚腕、脚趾;然后是面部、颈部、腹部、腰背部;按顺序分别紧张每一个肌群持续 10 s,然后放松 30 s,放松的时候注意力集中到放松的肌肉部位,充分体验放松的感觉。

第二节　心理危机应对

一、奔奔讲故事

"我知道我就是个命苦的人啊！没想到啊！我这是怎么了，为啥让我摊上这么个病呀，为啥我这一辈子这么不顺啊！老天爷你对我不公啊！这病说好听了，是肿瘤，谁不知道，这是不治之症啊，这是癌症啊！你们说，我该怎么办啊，孩子还太小，不知道我还有多少时间可活呀！"李慧琴侧躺在病床上，半抬起身子，冲着站在床边来看望她的同事彭敏和小汪歇斯底里地哭诉……

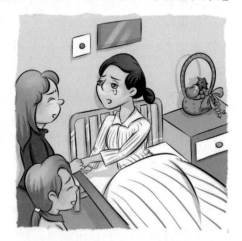

看着她这样子，彭敏有些尴尬又有些心痛，握着李慧琴的手，拍了拍，"听说手术做得很成功，只要坚持阶段性的放疗和化疗，就能慢慢恢复，你还是安心养病吧！我们先回去了，以后有时间再来看你啊！"小汪在一旁微笑着连声点头附和。说罢，两人转身跟李慧琴的现任丈夫道了声辛苦，就离开了病房。

李慧琴长叹了一声，躺倒在床上，"她们这是在嫌弃我啊！这几个星期，就她们俩来看我。之前我就说了，我命苦，得了这病就不要治了，让我自己去吧，你们都不肯，非要我做手术，还让单位领导给我做工作。现在这样子，还不如当初别管我，让我死了算了……"丈夫见李慧琴满头是汗，急忙拿毛巾给她擦拭，边擦边劝她："大家没有嫌弃你，只是他们都有自己的工作要忙，哪能天天来看你呢？你自己也要放宽心，不要来一个人就哭一次，都快变成祥林嫂啦。医生都说你现在是愈后良好呢，不是要你保持愉快的心情吗？心情好了，病才好得快啊！"

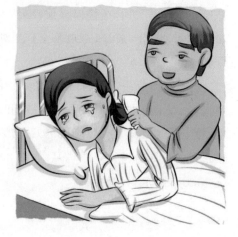

"我不信,我这个人就是命苦啊,没有一点顺心的时候,早死早了啊!"李慧琴仍然在小声地念叨着。丈夫起身去拿温白开给她喝了两口,继续劝她:"慧琴,咱们凡事往前看啊。过去的事就别想了,就想着怎么样快点好起来吧。咱们虽然是半路夫妻,可这些年过下来日子都还不错,女儿又懂事听话,我挺知足。我知道,你一直是蛮要强的,这股要强的劲,不要光用在工作上,现在把它用到自己身体上来,咱们没有过不去的坎。"

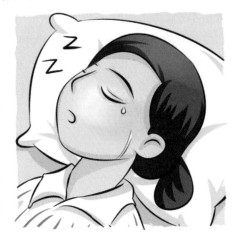

或许是累了,又或许是丈夫说的话起了些作用,李慧琴便没再抱怨什么,闭上眼睛沉沉睡去。

二、奔奔荐阅读

(一)心理危机及其分类级别

心理学家认为,每个人都在不断努力保持着一种内心的稳定状态,以使自己和社会环境能够和谐。如果突然遭受严重灾难、重大生活事件或精神压力,使生活状况发生明显的变化,尤其是出现了用现有的生活条件和经验难以克服的困难,以致使当事人陷于痛苦、不安状态,人就会失衡,常伴有绝望、麻木不仁、焦虑,以及植物神经症状和行为障碍。

按照心理危机事件可能导致的后果严重程度,分为红色、橙色、黄色三个级别。

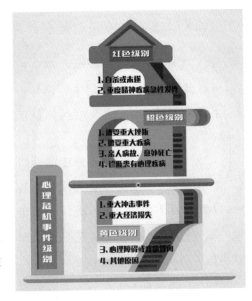

1. 红色级别

红色级别心理危机事件包括以下几种情形:

(1)发生自杀或者自杀未遂事件。

(2)重度抑郁症、焦虑症、恐惧症、精神分裂症等精神疾病疾患者处于急性发作时期,自伤或者伤人行为正在发生。

2. 橙色级别

橙色级别心理危机事件包括以下几种情形：

（1）在工作、生活中遭受重大挫折或者遭遇重大家庭变故，如人际关系紧张、婚恋关系紧张或者破裂，出现痛苦、愤怒、易激惹、自卑、抑郁、有自杀意图等症状。

（2）其他遭受急性或者重大疾病，出现焦虑、恐惧、抑郁、悲观厌世、人格改变、人际关系紧张等症状。

（3）亲人或者关系密切的人病故或者意外死亡，出现长期沮丧反应、抑郁、自罪、不安全感、幻觉、妄想等症状。

（4）经诊断，患有抑郁症、恐惧症、强迫症、癔症、焦虑症、精神分裂症、情感性精神病等心理疾病。

3. 黄色级别

心理危机事件包括以下几种情形：

（1）工作中发生重大冲击事件，导致心理创伤，导致出现焦虑、恐惧、失眠等症状，影响个人社会功能。

（2）遭受重大经济损失，感到社会支持系统长期缺乏或者丧失，出现愤怒、悲伤情绪。

（3）在心理健康测评中筛查出来的有心理障碍或者心理疾病倾向。

（4）由其他原因引发。

（二）心理危机干预的处理程序

（1）信息报告：员工遭遇心理危机后，所属部门应及时向部门主管领导报告，主管领导接报后，应及时通知员工心理援助项目（EAP）。

（2）先期处置：员工心理援助项目（EAP）接报后，要根据职责和规定的权限，启动相关干预预案（办法），先期进行处置，控制事态，在有必要时应及时通知员工亲属。

（3）分析诊断：对员工发生的心理

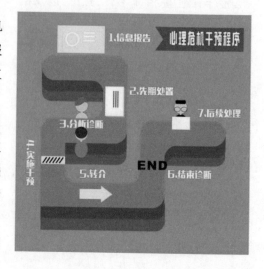

危机情况进行深入了解、判断分析,并对危机对象进行检测诊断。

（4）实施干预:对经诊断有心理危机症状的员工,应该在 48 小时内实施心理危机干预,如有必要,可向上一级心理服务中心求助。

（5）转介:对经诊断有严重心理问题或者患有精神疾病的,应及时转介到专业机构或专科医院进行治疗。

（6）结束诊断:心理危机干预人员应按照有关干预工作的技术要求,规范实施危机干预工作。经危机干预后症状消除的,结束干预程序;对基本消除心理危机症状,但仍存在其他心理问题的,应转入日常咨询和心理辅导。

（7）后续处理:干预结束后,员工心理援助项目（EAP）出具干预情况报告,将干预效果反馈给该员工部门领导,并提出对被干预员工的后续处理建议。

三、你来问,奔奔答

（一）心理危机的信号有哪些?

（1）情绪突然突变,明显不同于往常,出现不良情绪反应,如悲观失望、焦虑不安、躁狂或喜怒无常等。

（2）情绪长时间低落、持续性苦闷或者哀伤过度。

（3）流露出自杀意图,和亲人、朋友突然提到或者多次谈到死亡、活着没意思之类的话题,或者写下遗嘱之类的东西。

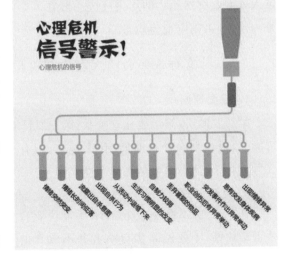

（4）出现自杀行为或者自伤行为。

（5）从朋友、家人的交往和日常活动中退缩下来。

（6）饮食、睡眠或性生活等习惯发生明显的改变。

（7）出现无故哭泣、意识范围变窄、自我评价丧失、自制力较弱等行为。

（8）丢弃或损坏个人平时十分喜爱的物品。

（9）遭遇职业创伤（如目睹同事伤亡,或在工作中受到比较严重的身体或精神伤害,经历紧张恐怖的灾难现场,经历残忍、恶性的犯罪现场或重特大交通事故现场等)后情绪反应强烈或出现异常举动。

(10)遭遇突发事件(家庭变故、与重要的人关系破裂、事业严重受挫等)后情绪反应强烈或作出异常举动。

(11)患有突发身体疾病,个人感到很痛苦,产生绝望情绪或强烈怨恨情绪。

(12)出现其他明显的情绪异常、行为异常的。

(二)心理危机的表现是什么?

每个人对严重事件都会有所反应,但不同的人对同一性质事件的反应强度及持续时间不同。一般的应对过程可分为三阶段:

第一阶段,即立即反应,当事者表现麻木、恐慌,否认或不相信;

第二阶段,即完全反应,感到激动、焦虑、痛苦和愤怒,也可有罪恶感、退缩或抑郁;

第三阶段,即消除阶段,接受事实并为将来作好计划。危机过程持续不会太久,如亲人或朋友突然死亡的居丧反应一般在 6 个月内消失,否则应视为病态。

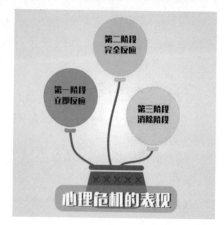

(三)对有自杀倾向的人我们可以提供怎样的帮助?

1. 三要原则

第一要倾听;第二要建立关系;第三要针对自杀求助者寻找他实施自杀的各种可能性,他计划在什么时间、什么地点,以什么方式自杀,这些都要尽可能多地了解。

2. 九不原则

九不原则:不要说不能自杀;不能说要自杀者很幼稚;不要说其实自杀者并不敢真的自杀;不要说自杀者的问题很快就会解决的;不要跟自杀者讨价还价;不要对自杀者所说的事情表示震惊;不要答应自杀者你做不到的事情;不要讨论死得值不值得这样的问题;不要让自杀者感到孤单,每个人都渴望被别

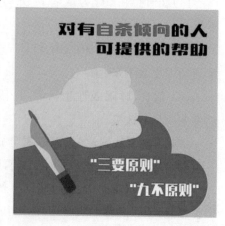

人理解、尊重、欣赏、称赞、支持、关怀,因为这是人性最根本的需要。

（四）如何帮助员工平稳度过离婚后的心理危机？

大部分离婚者都会经历震惊与否认、迷惘与困惑、孤寂与凄凉、抑郁与哀伤、愤怒与愤恨等几个心理过程,这些情绪会相继出现或交替出现,咨询师一方面要帮助离婚者了解情绪、理清情绪来源并处理情绪,同时还需要注意以下调整要点：

（1）寻求经济独立,保持环境稳定,做好自我心理建设；

（2）维护人际关系：帮助建立新的交际网络,帮助自己生存,同时,至少6个月尽量与异性保持一般朋友关系；

（3）注意子女的需要,要在专注自己和照顾子女之间,找到中庸之道；

（4）接受专业心理辅导。

（五）创伤治愈的标准是什么？

（1）可以控制身体反应；

（2）感觉到该事件是可以忍受的；

（3）可以控制自己的头脑；

（4）能够完整地叙述整个过程,并且伴有适当的情感自尊的恢复。

四、和奔奔一起玩测试与训练

（一）测测抗挫折的能力

心理学上所说的挫折,是指人们为实现预定目标采取的行动受到阻碍而不能克服时,所产生的一种紧张心理和情绪反应。

1. 在过去的一年中,您自认为遭受挫折的次数（   ）。

A. 0～2次   B. 3～4次   C. 5次以上

2. 您每次遇到挫折（   ）。

A. 大部分都能自己解决　B. 有一部分能解决　　C. 大部分解决不了

3. 您对自己才华和能力的自信程度如何？（　　）

A. 十分自信　　　　　　B. 比较自信　　　　　C. 不太自信

4. 您对问题经常采用的方法是（　　）。

A. 知难而进　　　　　　B. 找人帮助　　　　　C. 放弃目标

5. 有非常令人担心的事时，您（　　）。

A. 无法工作　　　　　　B. 工作照样不误

C. 介于 A、B 之间

6. 碰到讨厌的对手时，您（　　）。

A. 无法应付　　　　　　B. 应付自如　　　　　C. 介于 A、B 之间

7. 面临失败时，您（　　）。

A. 破罐破摔　　　　　　B. 使失败转化为成功　C. 介于 A、B 之间

8. 工作进展不快时，您（　　）。

A. 焦躁万分　　　　　　B. 冷静地想办法　　　C. 介于 A、B 之间

9. 碰到难题时，您（　　）。

A. 失去自信　　　　　　B. 为解决问题而动脑筋

C. 介于 A、B 之间

10. 工作中感到疲劳时，您（　　）。

A. 总是想着疲劳，脑子不好使了

B. 休息一段时间，就忘了疲劳

C. 介于 A、B 之间

11. 工作条件恶劣时，您（　　）。

A. 无法工作　　　　　　B. 能克服困难干好工作　C. 介于 A、B 之间

12. 产生自卑感时，您（　　）。

A. 不想再干工作　　　　B. 立即振奋精神去干工作

C. 介于 A、B 之间。

13. 上级给了您很难完成的任务时，您会（　　）。

A. 顶回去了事　　　　　B. 千方百计干好　　　C. 介于 A、B 之间

14. 困难落到自己头上时，您（　　）。

A. 厌恶之极　　　　　　B. 认为是个锻炼　　　C. 介于 A、B 之间

计分与结果分析：

1～4 题,选择 A、B、C 分别得 2、1、0 分;5～14 题,选择 A、B、C 分别得 0、2、1 分。

19 分及以上:说明您的抗挫折能力很强;

9～18 分:说明您虽有一定的抗挫折能力,但对某些挫折的抵抗力薄弱;

8 分及以下:说明您的抗挫折能力很弱。

(二) 处理问题的能力

您处理问题的能力强吗? 一些日常生活中的琐事,看起来无关紧要,可它往往会给您带来许多麻烦,甚至会影响您的寿命。请做下列试题,自测一下,假如题中所出现的情况对您来说尚未发生过,则按您将来会处理那些问题时的方法去选择。

1. 生日、结婚、纪念日等,这些看来您不可避免地要花钱时( )。
A. 告诉对方不要通知自己这些事,这样便可以不买礼物了
B. 只送礼物给那些被您认为是重要的人
C. 经常收集一些小的或比较奇特的礼物来应付这些情况

2. 您和别人发生矛盾或纠纷,不得不去法庭诉理时( )。
A. 对去法庭的焦虑和不安使您失眠了
B. 暂时把它忘却,到出庭时再设法去应付
C. 这是人生中难免要发生的事件之一,并不怎么重要

3. 您房间里的家具被水管漏水给损坏时( )。
A. 您非常不快,口口声声地抱怨着
B. 您想借此不交房租,并写了批评信
C. 您自己擦洗、修理、使家具复原

4. 您和邻居发生了争执,而毫无结果时( )。
A. 靠喝酒来解闷和把它忘了
B. 请来律师,讨论怎样诉讼
C. 出外散步,来平息您的愤怒

5. 生活中的各种压力使您和爱人变得易怒时( )。

A. 您想尽量不钻牛角尖,设法避免引起争吵

B. 设法向第三者倾诉自己的感情

C. 坚持和爱人一起讨论,研究解脱的办法

6. 一位好友将要结婚,依您看,他们的结合将会是痛苦的(　　)。

A. 设法使自己认为还有时间会改变计划的

B. 不必着急,因为还有时间会改变计划的

C. 认真地给那位朋友进行解释,耐心地阐述您的观点

7. 您的能力得到承认,并得到了一个重要工作时(　　)。

A. 想放弃这种机会,因为这种工作的要求太高

B. 怀疑自己能否承担起这项工作

C. 仔细分析这项工作的要求,做好准备设法把活干好

8. 您的亲友在事故中受了重伤,当您得知这个消息时(　　)。

A. 叫来医生,要求服镇静药来度过以后的几小时

B. 抑制住自己的感情,因为您还要告诉其他亲友

C. 听到消息便失声痛哭

9. 每逢节假日,您和爱人为去看望谁的父母而发生口角时(　　)。

A. 认为最公正的办法是,根本不搞庆祝,不和家人共聚,以减少麻烦

B. 订个生硬计划,不分情况,平分秋色,每个节假日都要和家中的各个成员
共度

C. 决定在重要的节假日里,和您的家人团聚,而在其他节假日里则与爱人的
家人共度

10. 当您感觉身体不舒服时(　　)。

A. 拖延着不去就诊,认为慢慢会好的

B. 自己诊断一下便知害了什么病

C. 鼓足勇气,把这种情况及时告诉家人,然后去医院检查

计分与结果分析:

A、B、C 分值按顺序分别为 1、2、3 分。

15 分以下:您面临问题时,不要让您的想象力冲昏头脑。

15~25:您处理问题稍有点迟疑,不要做出那些会使您以后为难的决定,从一

开始就要面对现实。

25分以上：您的处理问题有能力很强，所以作出的决定是从实际情况出发的。

（三）心理服务人员应该学习和掌握的心理训练内容

心理训练指采用专门仪器、动作等心理学手段，对训练对象进行有意识的影响，使其心理状态发生变化以达到最适宜的程度，满足提高工作成绩、增强身心健康需要的训练技术。

对铁路员工来说，为了保障安全和服务质量，也为了员工个体与群体的健康，心理训练的内容可以有：

1. 基本心理素质训练

该训练包括观察力、注意力、记忆力、思维力和想象力等认知心理品质训练；心境、激情和应激的自控能力训练；意志的自觉性、果断性、自制力、坚持性和行为习惯养成的训练；需要、动机、兴趣、理想、信念、世界观的激发培养；优良气质、性格、能力特征的塑造；自我认识、自我评价、自我体验、自我监督和自我控制等自我意识的调适等。

2. 压力管理训练

该训练包括情绪调控方法、压力认知、压力缓解方式的训练，改变员工消极、非理性认知，建立积极的认知系统，提高自我控制能力。

3. 人际沟通训练

该训练包括语言沟通、非语言沟通、预防与处理人际冲突等项目的训练，使员工学会理解、尊重他人，公平地对待自己和他人，运用双赢的技巧改善交往方式，提高服务质量。

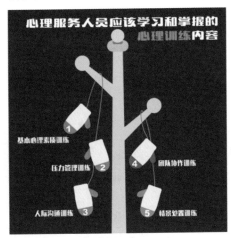

4. 团队协作训练

该训练通过设计一些需要团结协作才能完成的项目和游戏，使员工在轻松愉快的活动中强化自己对集体的认同感和信任感，激发集体荣誉感。

5. 情景处置训练

一般通过设计与我们的工作技能项目相类似的模拟情景进行训练，培养员工遇事沉着冷静、正确果断地独立处置复杂情况的能力，提高对实际工作中应激情境的适应性。

总之,员工心理训练的内容既要考虑员工职业心理结构的发展与完善,更要基于解决员工当前所面临的心理困惑与问题,重点突出"心理技能"的训练。

(四)心理训练的方法

1. 放松训练法

这是通过一定的方式(呼吸、暗示、想象、音乐等)使肌肉一步步放松,使大脑逐渐入静,从而调节中枢神经系统的兴奋水平,降低由情绪紧张而产生的过多能量消耗,使身心得到适当休息并加速疲劳恢复的训练方法。具体做法是受训者闭上双眼,双臂、两腿用力伸展,两手、两脚同时用力,直至感觉到颤抖为止,然后猛地一下松劲,使全身的肌肉立刻松弛下来,在松弛的一瞬间开始做腹式深呼吸,待呼吸平缓下来后,头脑中静静地浮现出与自己最美好的经历和情感体验联系着的人、事、物或场景,使自己处于内心宁静状态。

2. 心理图像训练法

该训练法也称表象训练或意象训练。这是一种运用形象思维对自己的身心进行积极调整的方法。具体做法是,咨询师运用暗示性较强的语言,使受训者的头脑中产生过去的成功经历、愉快体验、学习过的动作等一系列生动、直观的形象,或是对各种可能出现的复杂情况及采取的动作进行想象练习。通过对这些动作、积极事件或正确处置方式的生动、直观的形象在头脑中的反复演练,在头脑中建立和巩固正确动作、积极情绪、有效应对模式的动力定型,提高员工技能水平、情绪控制能力和事件处置能力。

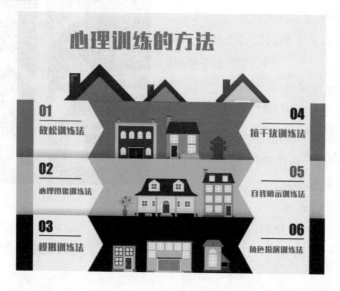

3. 模拟训练法

该训练法主要是以提高快速反应能力为目的的心理训练方法,具体做法是设计各种各样意想不到的应激场景,让个体置身于模拟的应激情景之中,并不断施加各种应激刺激信息,训练其控制情绪、及时调整心态,迅速组织思维,快速准确分析、判断及解决不测事件的能力。

4. 抗干扰训练法

该训练法主要是以提高自我心理控制能力和注意力集中能力为目的的心理训练方法。具体做法是选择任务材料和背景材料,让受训者在有背景材料和无背景材料两种条件下进行划消符号等任务的反复训练,从而逐步提高抗干扰能力。

5. 自我暗示训练法

该训练法主要是以提高个人自信心为目的的心理训练方法。员工自己以一定的词语、一定的信念对自己的心理施加影响,从而调整自己的心态、情绪、意志和自信程度。

6. 角色扮演训练法

该训练法主要是以提高人际交往能力为目的的心理训练方法,具体做法是以小组为单位,让受训者扮演人际交往中的各种角色,通过角色扮演,学习换位思考,认识和理解在不同生活环境中各种角色的态度体验,从而改变自己对他人的偏见,减少人际冲突,改善人际关系。

附录

中国公民健康素养 66 条

一、基本知识和理念（25 条）

1. 健康不仅仅是没有疾病或虚弱，而是身体、心理和社会适应的完好状态。

2. 每个人都有维护自身和他人健康的责任，健康的生活方式能够维护和促进自身健康。

3. 环境与健康息息相关，保护环境，促进健康。

4. 无偿献血，助人利己。

5. 每个人都应当关爱、帮助、不歧视病残人员。

6. 定期进行健康体检。

7. 成年人的正常血压为收缩压大于等于 90 mmHg 且小于 140 mmHg，舒张压大于等于 60 mmHg 且小于 90 mmHg；腋下体温 36～37℃；平静呼吸 16～20 次/分；心率 60～100 次/分。

8. 接种疫苗是预防一些传染病最有效、最经济的措施，儿童出生后应当按照免疫程序接种疫苗。

9. 在流感流行季节前接种流感疫苗可减少患流感的机会或减轻患流感后的症状。

10. 艾滋病、乙肝和丙肝通过血液、性接触和母婴三种途径传播，日常生活和工作接触不会传播。

11. 肺结核主要通过病人咳嗽、打喷嚏、大声说话等产生的飞沫传播；出现咳嗽、咳痰 2 周以上，或痰中带血，应当及时检查是否得了肺结核。

12. 坚持规范治疗，大部分肺结核病人能够治愈，并能有效预防耐药结核的产生。

13. 在血吸虫病流行区,应当尽量避免接触疫水;接触疫水后,应当及时进行检查或接受预防性治疗。

14. 家养犬、猫应当接种兽用狂犬病疫苗;人被犬、猫抓伤、咬伤后,应当立即冲洗伤口,并尽快注射抗狂犬病免疫球蛋白(或血清)和人用狂犬病疫苗。

15. 蚊子、苍蝇、老鼠、蟑螂等会传播疾病。

16. 发现病死禽畜要报告,不加工、不食用病死禽畜,不食用野生动物。

17. 关注血压变化,控制高血压危险因素,高血压患者要学会自我健康管理。

18. 关注血糖变化,控制糖尿病危险因素,糖尿病患者应当加强自我健康管理。

19. 积极参加癌症筛查,及早发现癌症和癌前病变。

20. 每个人都可能出现抑郁和焦虑情绪,正确认识抑郁症和焦虑症。

21. 关爱老年人,预防老年人跌倒,识别老年期痴呆。

22. 选择安全、高效的避孕措施,减少人工流产,关爱妇女生殖健康。

23. 保健食品不是药品,正确选用保健食品。

24. 劳动者要了解工作岗位和工作环境中存在的危害因素,遵守操作规程,注意个人防护,避免职业伤害。

25. 从事有毒有害工种的劳动者享有职业保护的权利。

二、健康生活方式与行为(29 条)

26. 健康生活方式主要包括合理膳食、适量运动、戒烟限酒、心理平衡四个方面。

27. 保持正常体重,避免超重与肥胖。

28. 膳食应当以谷类为主,多吃蔬菜、水果和薯类,注意荤素、粗细搭配。

29. 提倡每天食用奶类、豆类及其制品。

30. 膳食要清淡,要少油、少盐、少糖,食用合格碘盐。

31. 讲究饮水卫生,每天适量饮水。

32. 生、熟食品要分开存放和加工,生吃蔬菜水果要洗净,不吃变质、超过保质期的食品。

33. 成年人每日应当进行 6 000～10 000 步当量的身体活动,动则有益,贵在坚持。

34. 吸烟和二手烟暴露会导致癌症、心血管疾病、呼吸系统疾病等多种疾病。

35. "低焦油卷烟""中草药卷烟"不能降低吸烟带来的危害。

36. 任何年龄戒烟均可获益,戒烟越早越好,戒烟门诊可提供专业戒烟服务。

37. 少饮酒,不酗酒。

38. 遵医嘱使用镇静催眠药和镇痛药等成瘾性药物,预防药物依赖。

39. 拒绝毒品。

40. 劳逸结合,每天保证 7～8 小时睡眠。

41. 重视和维护心理健康,遇到心理问题时应当主动寻求帮助。

42. 勤洗手、常洗澡、早晚刷牙、饭后漱口,不共用毛巾和洗漱用品。

43. 根据天气变化和空气质量,适时开窗通风,保持室内空气流通。

44. 不在公共场所吸烟、吐痰,咳嗽、打喷嚏时遮掩口鼻。

45. 农村使用卫生厕所,管理好人畜粪便。

46. 科学就医,及时就诊,遵医嘱治疗,理性对待诊疗结果。

47. 合理用药,能口服不肌注,能肌注不输液,在医生指导下使用抗生素。

48. 戴头盔、系安全带,不超速、不酒驾、不疲劳驾驶,减少道路交通伤害。

49. 加强看护和教育,避免儿童接近危险水域,预防溺水。

50. 冬季取暖注意通风,谨防煤气中毒。

51. 主动接受婚前和孕前保健,孕期应当至少接受 5 次产前检查并住院分娩。

52. 孩子出生后应当尽早开始母乳喂养,满 6 个月时合理添加辅食。

53. 通过亲子交流、玩耍促进儿童早期发展,发现心理行为发育问题要尽早干预。

54. 青少年处于身心发展的关键时期,要培养健康的行为生活方式,预防近视、超重与肥胖,避免网络成瘾和过早性行为。

三、基本技能(12 条)

55. 关注健康信息,能够获取、理解、甄别、应用健康信息。

56. 能看懂食品、药品、保健品的标签和说明书。

57. 会识别常见的危险标识,如高压、易燃、易爆、剧毒、放射性、生物安全等,远离危险物。

58. 会测量脉搏和腋下体温。

59. 会正确使用安全套,减少感染艾滋病、性病的危险,防止意外怀孕。

60. 妥善存放和正确使用农药等有毒物品,谨防儿童接触。

61. 寻求紧急医疗救助时拨打120,寻求健康咨询服务时拨打12320。

62. 发生创伤出血量较多时,应当立即止血、包扎;对怀疑骨折的伤员不要轻易搬动。

63. 遇到呼吸、心搏骤停的伤病员,会进行心肺复苏。

64. 抢救触电者时,要首先切断电源,不要直接接触触电者。

65. 发生火灾时,用湿毛巾捂住口鼻、低姿逃生;拨打火警电话119。

66. 发生地震时,选择正确避震方式,震后立即开展自救互救。